SPIRITUELLE PERSPEKTIVEN

Stichwort
INFEKTION UND IMPFUNG

SPIRITUELLE PERSPEKTIVEN

Rudolf Steiner lag nichts an Systemen. Sein Wirken bestand vielmehr darin, Impulse zu geben, Impulse zu einem in jeder Hinsicht menschenwürdigen Leben, hier und jetzt.

Dazu gehört, dass er das Bewusstsein dafür zu schärfen suchte, dass unser Sein sich nicht beschränkt auf das gegenwärtige, von Geburt und Tod begrenzte Dasein. Unermüdlich rief er in Erinnerung, dass wir in Wirklichkeit geistige Wesen sind, ebenso wie Erde und Kosmos, in deren Gesamtzusammenhang wir stehen.

Durch seine Schriften und Vorträge ermutigte er dazu, diese verborgene Wirklichkeit ernst zu nehmen. Seine zahllosen Anregungen zielen darauf ab, Geistesgegenwart zu entwickeln, die im Augenblick das Notwendige erkennt und tut. Das kann man, überwältigt oder ratlos angesichts der umfangreichen Gesamtausgabe seiner Werke, leicht vergessen.

Die «Spirituellen Perspektiven» versammeln Kerngedanken zu ganz bestimmten Fragen aus Steiners Gesamtwerk und ermuntern so dazu, das Denken in Bewegung zu setzen und die eigene Erkenntnis- und Handlungsfähigkeit zu vertiefen.

Die kurzen Auszüge erheben keinen Anspruch, ein Thema erschöpfend zu behandeln. Sie versuchen vielmehr, Zugänge zu dem unüberschaubaren Komplex von Steiners Werk zu eröffnen, durch die sich seine außergewöhnliche – auch außergewöhnlich anregende – Ideenwelt auf eigene Faust erschließen lässt.

Die Quellenangaben mögen dabei als erste Wegweiser dienen. Doch auch wer sich mit den hier zusammengetragenen Fragmenten begnügt, wird in diesen eine wertvolle Orientierungshilfe für die heutige, nicht minder komplexe Welt finden.

Rudolf Steiner

Stichwort
INFEKTION UND IMPFUNG

RUDOLF STEINER VERLAG

1. Auflage 2022
Herausgegeben und eingeleitet von Frank Meyer
Textzusammenstellung von Hans Stauffer

Einbandgestaltung: Finken & Bumiller, Stuttgart
Satz: Satz für Satz, Wangen im Allgäu
Druck und Bindung: Florjančič tisk, Maribor
Printed in Slovenia

ISBN 978-3-7274-4915-4
www.steinerverlag.com

INHALT

Der Mensch kann sich durch seine Lebensweise vor Krankheitserregern schützen

Es kann von einem oberflächlichen Standpunkte aus nicht eingewendet werden, die Bazillen oder Bakterien seien nicht Krankheitserreger furchtbarster Art. Es kann aber auf der anderen Seite auch nicht geleugnet werden, dass der Mensch in gewisser Beziehung entweder gefestigt und gesichert ist gegen Einflüsse solcher Krankheitserreger oder es nicht ist. Er ist es nicht, wenn er sich durch unvernünftige Lebensweise um seine Widerstandskraft gebracht hat.

VORWORT DES HERAUSGEBERS

Impfungen gehören zu den großen Errungenschaften der Moderne. Sie haben den Menschen die Möglichkeit eröffnet, sich wirksam vor Infektionskrankheiten zu schützen, und können sogar wesentlich zur weltweiten Ausrottung von Krankheiten beitragen. Sie sind heute nicht mehr wegzudenken aus der Medizin und auch nicht aus dem Alltag. Ohne dass wir uns vielfach dessen bewusst sind, prägen Impfungen den modernen Lebensstil genauso wie Auto, Kühlschrank und Telefon. Zugleich werden Impfungen kontrovers diskutiert, seit es sie gibt, verstärkt seit im 19. Jahrhundert in vielen Ländern eine Impflicht gegen Pocken eingeführt wurde, zuallererst in Bayern im Jahre 1807. Diese Auseinandersetzung wird vor allem unter dem Gesichtspunkt der Nebenwirkungen geführt. Sie hat sich noch einmal verschärft, seit anlässlich der Corona-Pandemie neuartige Impfstoffe entwickelt und in die breite Anwendung gebracht worden sind.

Zwar hat sich Rudolf Steiner in seinen Vorträgen vielfach zu Impfungen geäußert, jedoch spielt die Angst vor Impf-Nebenwirkungen in seinen Darstellungen so gut wie keine Rolle. Er war kein Impfgegner und hat sich an der Kontroverse für und wider Impfungen nicht beteiligt. Die schon zu seiner Zeit vorhandene Impfgegnerschaft sah Rudolf Steiner als psychologisches Phänomen an, dem rational nicht beizukommen sei (siehe S. 50). Auch hat er sich selbst gegen Pocken impfen lassen, obwohl er keinerlei Angst vor der Erkrankung hatte. Anschließend tat ihm der Arm weh, ohne dass er sich darüber beklagt hätte. Er tat es wohl, um mit gutem Beispiel voranzugehen, nachdem in Berlin im Winter 1916/17 die Pocken ausgebrochen waren und er selbst die Impfung für den anthroposophischen Kinderhort in der Motzstraße angeordnet hatte.

Rudolf Steiner ließ keinerlei Zweifel daran, dass sowohl Impfungen als auch Hygienemaßnahmen wirkungsvolle Instrumente zur Vorbeugung von ansteckenden Krankheiten sind, und er hat auch keineswegs davon abgeraten, sich impfen zu lassen oder andere Vorsichtsmaßnahmen gegen Ansteckungen zu ergreifen, im Gegenteil. Rudolf Steiner hat Infektionen als reale Bedrohungen angesehen. Heute haben wir es natürlich mit völlig anderen Impfstoffen und auch mit neuen Krankheitserregern zu tun. Daher wissen wir nicht, was Rudolf Steiner beispielsweise zu Innovationen wie den mRNA-Impfstoffen gesagt hätte, die gerade weltweit zum Einsatz kommen.

Immer wieder sprach Rudolf Steiner in seinen Vorträgen über die Bedeutung von Krankheiten in einer umfassenderen Weise, als das üblich war und ist. Als einer der ersten ganzheitlichen Denker im 20. Jahrhundert hat er die naturwissenschaftliche Sichtweise der Medizin um psychosoziale Gesichtspunkte und die Berücksichtigung des Milieus erweitert. «So werden die Seelen leidender, während das äußere Leben gesünder gemacht wird», heißt es etwa in einem Vortrag über «Die Offenbarungen des Karma», den er im Mai 1920 in Hamburg hielt. Steiner hatte bei dieser Äußerung die seelische Leere unter den Bedingungen der sich damals schon ankündigenden Wohlstandsgesellschaft im Blick, zu der eben auch die Impfungen wie selbstverständlich dazugehören. So wie man auf der einen Seite Impfungen durchführe und Hygienemaßnahmen für den Körper ergreife, solle man auf der anderen Seite doch auch der Seele etwas geben, beispielsweise eine spirituelle Erziehung, führte Steiner an einer anderen Stelle dieser Vortragsreihe aus (siehe S. 52f.).

Impfen als materielle Maßnahme verlangt nach einem geistigen Äquivalent. Damit ist ausgesprochen, was als ein Grundprinzip für die von Rudolf Steiner zusammen mit Ita Wegman begründete Anthroposophische Medizin gilt: Diese stellt sich dem medizinischen Fortschritt nicht entgegen, sondern erweitert ihn aus einer Gesamtschau des Menschen, die auch die seelische und geistige Dimension mit einbezieht. Menschen haben nicht nur ein körperliches Bedürfnis nach Gesundheit und Wohlbefinden, sondern auch seelische und geistige Bedürfnisse, die nicht ungestillt bleiben dürfen, wenn sie in einem umfassenden Sinne gesund sein wollen.

Nicht die Wirkungen und Nebenwirkungen der Impfungen waren das Problem, um das Rudolf Steiner besorgt war, sondern die Ödnis der Seelen und die geistige Verarmung in einer zunehmend materialistischen Kultur, die allein auf das körperliche Wohlbefinden ausgerichtet war. Da, wo sich Steiner kritisch zu Impfungen und anderen medizinischen Maßnahmen äußerte, ging es ihm nicht um eine grundsätzliche Ablehnung derselben, auch nicht um ein Für und Wider, sondern um eine Erweiterung des Horizontes durch die Einbeziehung von anthroposophischen Gesichtspunkten wie jenen von Reinkarnation und Karma, von kosmologischen Zusammenhängen und biografischen Gesetzmäßigkeiten. Sein Blick war stets auf den ganzen Menschen gerichtet, nicht nur auf die physische Leiblichkeit und das materielle Wohlergehen, sondern auch auf das psychische Wohlbefinden, die seelisch-geistige Balance, auf psychosoziale und spirituelle Entwicklungsmöglichkeiten. Den Menschen neue, geistige Wege zur Heilung zu eröffnen war Rudolf Steiners großes Anliegen. Impfgegnerschaft hingegen war ihm genauso fremd wie jeder andere Fanatismus und politische Aktionismus.

Wie positiv Rudolf Steiner dem Impfen gegenüberstand, zeigt sich daran, dass er das Prinzip des Impfens sogar kreativ aufgegriffen und in die Anthroposophische Medizin eingeführt hat. In den in diesem Büchlein zusammengestellten Vortragspassagen ist vom Impfen gegen Rheuma, Heuschnupfen («Catarrhus aestivus»), Grauen Star und weitere Erkrankungen die Rede, die nicht zu den Infektionskrankheiten gehören. Es handelt sich dabei um Injektionstherapien, die damals neu waren und heute noch einzigartige Bestandteile der Anthroposophischen Medizin sind.

Zugleich jedoch warnte Rudolf Steiner mit Blick in die Zukunft vor verwerflichen Machenschaften im Zusammenhang mit dem Impfen, beispielsweise vor Impfungen «gegen die Anlage für geistige Ideen» (vgl. S. 58). Was genau mit diesen zunächst phantastisch klingenden Worten konkret gemeint war, muss offenbleiben. Rudolf Steiners Umgang mit dem Wort «Impfen» war viel zu zwanglos und unspezifisch, als dass sich daraus abschließende Rückschlüsse ziehen ließen. Allerdings kann ein Blick in die Geschichte der letzten hundert Jahre zeigen, wie berechtigt Steiners mahnende Worte waren, wenn man sie nur breit genug auslegt. Denn es gab unzählige Verbrechen im Namen der Medizin, bei denen Ärztinnen und Ärzte ihre Macht nicht nur missbrauchten, um Menschen zu ermorden und körperlich zu misshandeln, sondern auch, um Andersdenkende mit Arzneimitteln ruhigzustellen. Dies geschah beispielsweise in den sowjetischen psychiatrischen Anstalten, in denen Dissidenten bis zum Lebensende verharren mussten und mit allen möglichen Psychopharmaka, auch in Form von zum Teil täglichen Spritzen, misshandelt und dadurch der Möglichkeiten des klaren Denkens und anderer seelisch-geistiger Betätigungen beraubt wurden. Und auch heute heißt es wachsam sein, wo immer Medizin und Gesundheit in den Fokus von Macht- und Profitinteressen geraten.

Mittels seiner intuitiven Erkenntnisweise war Rudolf Steiner in der Lage, viele Entwicklungen, die heute ihre Früchte tragen, vorauszusehen. So prophezeite er die Zunahme der Infektionskrankheiten und warnte vor einem zukünftigen Zeitalter der Seuchen (siehe S. 46). Trotz seiner Hellsichtigkeit in Bezug auf viele Zusammenhänge, die seinen Zeitgenossen verborgen blieben, war Rudolf Steiner natürlich auf das medizinische Wissen seiner Zeit angewiesen. Das muss berücksichtigt werden, wenn wir heute manche Bemerkungen über medizinische Fragen, auch seine Aussagen über Infektionskrankheiten und Impfungen, eigenständig interpretieren wollen. Im Jahr 1922 konnte auch ein naturwissenschaftlich gebildeter Rudolf Steiner nur von dem «Grippebazillus» reden, während wir heute wissen, dass Grippe nicht (wie damals angenommen) von einem Bakterium *(Haemophilus influenzae)*, sondern von den 1933 entdeckten Influenzaviren verursacht wird.

Streng genommen bräuchte ein jeder, der Steiners Äußerungen zu Infektionskrankeiten und Impfungen vollumfänglich beurteilen will, neben einer fundierten naturwissenschaftlichen und anthroposophischen Bildung auch medizinhistorische Kenntnisse. Dennoch sind die hier zusammengestellten Vortragspassagen geeignet, sich auch ohne einen solchen Hintergrund darüber zu informieren, wie Rudolf Steiner zu übertragbaren Krankheiten und Impfungen stand. Man mag dabei vielleicht nicht jede Einzelheit bis in die letzte Konsequenz verstehen und einordnen können; ein umfassendes Verständnis ist vielfach ohnehin erst nach Aufsuchen der Textstellen im Kontext möglich, wozu die Literaturangaben ab Seite 75 einladen.

Dieses Büchlein ist all jenen gewidmet, die in Rudolf Steiners Darstellungen zum Thema Infektion und Impfung mehr suchen als Antworten auf tagesaktuelle Fragen oder die bloße Bestätigung ihrer Kritik an unserer materialistisch und technokratisch überformten Kultur, jenen, die sich vor allem selbst einen Zugang zu den Quellen der inneren Stärkung erschließen möchten. Denn davon ist in den ausgewählten Textstellen immer wieder und ganz zentral die Rede.

MILIEU UND KRANKHEITSERREGER

Nur auf die Bazillen schauen ist oberflächlich

Es ist schon wirklich eigentlich schrecklich, wenn man heute herangeht an die Prüfung der pathologischen Literatur und eigentlich bei jedem Kapitel aufs Neue darauf stößt: Für diese Krankheit ist der Bazillus entdeckt, für jene Krankheit ist der Bazillus entdeckt und so weiter, und so weiter. Das sind alles außerordentlich interessante Tatsachen für die intestinale Botanik und Zoologie des menschlichen Organismus, aber für das Kranksein hat das keine andere Bedeutung als höchstens die eines Erkennungszeichens, eines Erkennungszeichens insofern, als man sagen kann: Wenn die oder jene Krankheitsform zugrunde liegt, so ist im menschlichen Organismus die Gelegenheit geboten, dass sich diese oder jene interessanten kleinen Tier- oder kleinen Pflanzenformen auf einem solchen Unterboden entwickeln, aber sonst weiter nichts. Mit der wirklichen Krankheit hat diese Entwicklung der kleinen Fauna und kleinen Flora in einem sehr geringen Maße etwas zu tun, höchstens in einem indirekten Maße.

Betrachtung des Mutterbodens

Die Logik, die hier entfaltet wird innerhalb der heutigen Medizin, die ist eine höchst eigentümliche. Denken Sie einmal, Sie entdecken eine Landschaft, in welcher Sie finden eine große Anzahl vorzüglich genährter und gut aussehender Kühe. Werden Sie dann sagen: Weil diese Kühe irgendwie hereingeflogen sind, weil die Landschaft angesteckt worden ist durch diese Kühe, ist das alles, was Sie da sehen, so wie es ist? Es wird Ihnen wohl kaum einfallen, nicht wahr, sondern Sie werden genötigt sein, zu untersuchen, warum in dieser Landschaft fleißige Leute sind, warum ein besonders geeigneter Boden für diese oder jene Tierpflege [da] ist, kurz, Sie werden wohl [bei] allem Möglichen, was die Ursache sein kann, dass da gut gepflegte

Kühe sind, werden Sie mit Ihren Gedanken haltmachen. Aber es wird Ihnen nicht einfallen, zu sagen: Dasjenige, was da geschieht, kommt davon her, dass die Landschaft angesteckt worden ist durch den Einzug von gut gepflegten Kühen. – Nicht anders aber ist die Logik, welche die heutige medizinische Wissenschaft mit Bezug auf Mikroben und dergleichen eigentlich entwickelt. Man sieht aus der Anwesenheit dieser interessanten Geschöpfe nichts weiter, als dass ein gewisser Mutterboden da ist, und auf die Betrachtung dieses Mutterbodens hat man selbstverständlich die Aufmerksamkeit zu richten. Dass dann indirekt das eine oder das andere vorkommen kann, wenn man zum Beispiel nun sagt: Hier in dieser Gegend sind gut gepflegte Kühe, geben wir ein paar mehr her, dann werden sich vielleicht einige Leute mehr noch dazu aufraffen, nun auch fleißig zu sein. – Das kann natürlich nebenbei eintreten. Es kann natürlich geschehen, dass ein gut vorbereiteter Mutterboden durch den Einzug von Bazillen angeregt wird, seinerseits nun auch in irgendwelche Krankheits-[prozesse] zu verfallen. Aber mit der eigentlichen Betrachtung des Krankseins hat diese gegenwärtige Betrachtung des Bazillenwesens in Wirklichkeit nicht das Allergeringste zu tun.

Aufmerksamkeit auf das Ursächliche lenken

Es ist in der neueren Zeit immer mehr und mehr die Tendenz wirksam geworden, von den eigentlichen Ursprüngen abzusehen und die Dinge ins Auge zu fassen, die sich an der Oberfläche abspielen. Und mit diesen Dingen, mit diesem Hängenbleiben an der Oberfläche hängt es zusammen, dass man eigentlich heute meistenteils in der landläufigen Medizin, in der landläufigen Pathologie, wenn man anfängt, die Beschreibung irgendeines Krankheitstypus zu lesen oder zu hören, dann unterrichtet wird, was für ein Bazillus eigentlich diese Krankheit hervorruft, was da in den menschlichen Organismus eingezogen ist. Nun ist es natürlich furchtbar leicht, Einwände gegen dieses Einziehen der niederen Organismen zurückzuweisen aus dem einfachen Grunde, weil man ja nicht mehr nötig hat, erst darauf hinzuweisen, dass diese niederen Organismen da sind. Da sie sich auch wirklich in einer spezifischen Gestalt für verschiedene Erkrankungen zeigen, so ist es auch wiederum sehr begreiflich, dass auf diese spezifische Gestalt hingewiesen wird und geradezu ein Zusammenhang zwischen einer Krankheitsform und dieser spezifischen Bakteriengestalt aufgezeigt wird.

Nun tritt schon, rein oberflächlich betrachtet, durch diese ganze Anschauung ein Irrtum ein, der darinnen besteht, dass man eigentlich von dem Primären dabei ganz abgelenkt wird. Denn bedenken Sie nur, wenn im Verlaufe irgendeiner Krankheit in irgendeinem Körperteile Bazillen in größerer Menge auftreten, ist es ja natürlich, dass diese Bazillen Erscheinungen hervorrufen, wie jeder Fremdkörper im Organismus Erscheinungen hervorruft, dass infolge des Vorhandenseins dieser Bazillen allerlei Entzündungen auftreten. Schreibt man nun alles der Wirksamkeit dieser Bazillen zu, so lenkt man die Aufmerksamkeit tatsächlich nur auf dasjenige, was eigentlich die Bazillen machen. Man lenkt dabei aber diese Aufmerksamkeit ab von dem eigentlichen Ursprung der Erkrankung. Denn jedes Mal, wenn im Organismus niedere Organismen einen geeigneten Boden für ihre Entwicklung finden, so ist eben dieser geeignete Boden durch die eigentlichen primären Ursachen schon geschaffen. Auf dieses Gebiet der primären Ursachen muss einmal die Aufmerksamkeit gelenkt werden.

Auf den Organismus kommt es an

Aber in diesem Hintendieren, das Sekundäre für das Primäre zu nehmen, zum Beispiel die Wirkung der Bazillen anzuschauen auf die menschlichen Organe, statt den menschlichen Organismus anzuschauen, inwiefern er ein Träger der Bazillen werden kann, das ist dasjenige, was nicht nur in der Bazillentheorie in der allopathischen Medizin zum Vorschein kommt, sondern es liegt in der ganzen anderen Betrachtungsweise schon drinnen und bewirkt dadurch ihre Schädigungen, die ich ja vielen von Ihnen im Einzelnen nicht aufzuzählen brauche, weil Sie sie ja vielfach werden bemerkt haben.

Die Bazillen sind sekundär

Derjenige, welcher genötigt ist durch seine Erkenntnisse, darauf aufmerksam zu machen, dass für Krankheiten, in deren Begleitung Bazillen oder Bakterien auftreten, als primäre Ursachen tiefere Ursachen vorhanden sind als eben das Auftreten der Bazillen, der behauptet ja noch nicht, dass die Bazillen nicht da seien. Es ist durchaus etwas anderes, zu behaupten, die Bazillen sind da und sie treten im Gefolge der Krankheit auf, als die primäre Ursache bei den Bazillen zu suchen.

Bazillen brauchen eine spezielle Umgebung

Fortwährend ist in uns Leben und Sterben. Und sehen Sie, es ist nun interessant, wie dieses Leben und Sterben überhaupt in den Menschen hereinkommt. Damit Sie das begreifen, mache ich Sie aufmerksam darauf, dass ja in der ganzen Natur überall kleinwinzige Lebewesen vorkommen – Sie haben schon von ihnen gehört: Bakterien, Bazillen. Jedes Mal, wenn wir durch die Luft gehen, fliegen in der Luft unzählige solche Lebewesen herum. Wenn wir irgendeinen Muskel aus einem Tiere nehmen, leben darinnen unzählige kleine Lebewesen. Ja, diese kleinen Lebewesen – auch davon habe ich Ihnen schon gesprochen –, die haben die Eigenschaft, dass sie sich riesig vermehren. Kaum ist irgendwo eines da, so können, gerade von den kleinsten, Millionen schon da sein; sie vermehren sich riesig. Darauf beruhen ja die sogenannten Infektionskrankheiten. Nicht dass etwa diese kleinsten Lebewesen die Krankheit bewirken; sondern wenn irgendetwas in uns krank ist, dann fühlen sich diese kleinen Lebewesen wohl. Wie die Pflanze im Mist, so fühlen sich diese kleinen Lebewesen in den erkrankten Organen in uns wohl. Sie halten sich dort gerne auf. Derjenige, der behauptet, dass von den kleinen Lebewesen die Krankheiten kommen, der zum Beispiel sagt: Die Grippe kommt von dem Grippebazillus und so weiter, der ist natürlich geradeso gescheit, als wenn einer sagt, der Regen kommt von den Fröschen, die quaken. Natürlich, wenn der Regen kommt, quaken die Frösche, weil sie es spüren, weil sie ja in dem Wasser sind, das angeregt ist durch dasjenige, was den Regen bewirkt. Aber die Frösche bringen nicht den Regen. Ebenso bringen die Bazillen nicht die Grippe; aber sie sind da, wo die Grippe ist, geradeso wie die Frösche auf eine unerklärliche Weise hervorkommen, wenn der Regen kommt.

Also man darf nicht auf der einen Seite sagen, dass einem die Bazillenuntersuchung nichts nützt. Sie nützt einem so viel, dass man weiß, dass der Mensch der Krankheit ausgesetzt ist, wie man weiß, dass die Frösche quaken, wenn es regnet. Also man darf nicht das Kind mit dem Bad ausschütten und sagen, die Bazillen zu untersuchen sei unnötig. Aber man muss auf der anderen Seite wissen, dass die Bazillen nicht die Krankheit machen. Sonst wird man niemals richtig erklären, wenn man immer nur sagt: Für die Cholera gibt es die Bazillen, für die Grippe gibt es die Bazillen und so weiter. Das ist natürlich nur eine Faulenzerei dafür, dass die Leute die wirklichen Krankheitsursachen nicht untersuchen wollen. Nun aber, wenn Sie solche Bazillen, also solche kleinwinzigen Lebewesen nehmen, und sie von dort wegnehmen, wo sie sind, dann können sie nicht mehr leben. Sie können zum Beispiel nicht einen Cholerabazillus aus dem menschlichen Gedärm herausnehmen und irgendwo beliebig leben lassen. Das können Sie nicht. Er kann nur im menschlichen Gedärm oder im Gedärm von Ratten und dergleichen leben. Also diese kleinwinzigen Lebewesen, die brauchen, damit sie leben können, immer eine gewisse Umgebung. Nun, warum ist denn das? Das ist nämlich eine sehr wichtige Sache, dass diese kleinsten Lebewesen eine ganz bestimmte Umgebung haben. Sehen Sie, in demselben Moment, wo, sagen wir, der Cholerabazillus im menschlichen Gedärm sich aufhält, da wirkt auf ihn zum Beispiel die Schwerkraft nicht so stark, als wenn er draußen ist, und die Schwerkraft der

Erde ruiniert ihn gleich, den Cholerabazillus, wenn er aus seinem Element draußen ist.

Für die Diagnose sind Bazillen nützlich

Es soll gar nichts hier gegen die Bazillentheorie gesagt werden. Die Bazillentheorie ist sehr nützlich. Aus der verschiedenen Art, wie die Bazillen da oder dort auftreten, erkennt man natürlich Verschiedenes; für die Diagnose erkennt man daraus überhaupt außerordentlich viel. Es soll von mir selbst aus überhaupt nicht gegen die offizielle Medizin aufgetreten werden, sondern sie soll eigentlich nur da fortgesetzt werden, wo sie an gewisse Grenzen kommt. Und so fortgesetzt kann sie werden, indem eben gerade die Gesichtspunkte der Anthroposophie auf sie angewendet werden.

Sich nicht bloß auf Bazillen berufen

Ich spreche wirklich nicht aus einer Antipathie gegen die Bazillen-Theorie. Ich verstehe durchaus die Gründe, die die Leute haben, die dem Bazillen-Glauben huldigen. […] Zur Erklärung des Typhus sind noch ganz andere Dinge notwendig als bloß das Sich-auf-die-Typhusbazillen-Berufen. Aber man wird noch auf eine ganz andere Weise irregeführt, wenn man sich einer solchen falschen Logik hingibt. Gewiss, die primären Prozesse, die den Typhusbazillen die Grundlage für ihr Dasein abgeben, die sind dann Grundlage für den Typhusbazillus, bewirken wiederum alles mögliche andere, was nicht primär ist. Und man kann sehr leicht dasjenige, was sekundär ist, mit dem eigentlichen ursprünglichen Krankheitsbilde entweder ganz verwechseln oder damit konfundieren. Das sind diese Dinge, die hier auf diesem Punkte zu dem Richtigen führen, oder die zeigen, wie dasjenige, was in einem gewissen Sinne berechtigt ist, in seine Grenzen zu weisen ist.

Vielleicht sehen Sie doch aus der Art und Weise, wie ich diese Antwort gegeben habe – obwohl ich ja nur skizzieren kann, daher leicht missverstanden werden kann –, dass es sich hier wirklich nicht handelt um das allbeliebte Schimpfen auf die Bazillen-Theorie, sondern dass es sich hier wirklich darum handelt, die Dinge ganz ernsthaftig zu untersuchen.

Geistige und materielle Krankheitsursachen

Es wird zum Beispiel häufig gesagt: Wir finden gerade auf diesem Gebiete in den verflossenen Zeiten den krassesten Aberglauben –, und es werden dann recht abschreckende Beispiele angeführt, wie in den verflossenen Jahrhunderten versucht worden sei, dies oder das zu heilen. Insbesondere schlimm findet man, wenn man irgendwo auf Ausdrücke stößt, welche in der damaligen Bedeutung dem heutigen Bewusstsein längst verloren gegangen sind, sich aber dennoch in das heutige Bewusstsein eingeschlichen haben, und mit denen so, wie sie der heutige Mensch denkt, nichts anzufangen ist. So sagen einige: Da gab es Zeiten, in denen man eine jede Krankheit Gott oder dem Teufel zuschrieb! So schlimm, wie es solche Darsteller machen, liegt es deshalb nicht, weil sie nicht wissen, welcher Komplex von Anschauungen bei einem solchen Begriff «Gott» oder «Teufel» gemeint war. Durch einen Vergleich können wir uns das klarmachen.

Nehmen wir an, zwei Leute reden miteinander. Da erzählt der eine dem andern: Eben habe ich eine Stube gesehen, die ganz voller Fliegen ist. Nun sagt mir jemand, das sei ganz natürlich; und das glaube ich auch, denn die Stube ist sehr schmutzig, und dadurch finden die Fliegen ihr Fortkommen. Es ist ganz erklärlich, dass man das als Grund für das Vorhandensein der Fliegen annimmt, und ich glaube auch, dass derjenige ganz recht hat, der da sagt, die Fliegen werden nicht mehr in der Stube sein, wenn man einmal gründlich reinemacht! – Nun hat aber ein anderer erzählt, dass er noch etwas anderes wüsste, warum so viele Fliegen in dem Zimmer wären; und die Ursache könne er nicht anders bezeichnen, als dass in jenem Zimmer seit Langem eine grundfaule Hausfrau hause. – Aber nun sieh einmal, was das für ein grenzenloser Aberglaube ist: dass die Faulheit wie eine Art Persönlichkeit sei, die nur zu winken brauchte, und dann kämen die Fliegen herein! Da ist die andere Erklärung doch richtiger, die das Vorhandensein der Fliegen durch den angehäuften Schmutz erklärt!

Nicht viel anders ist es auf einem andern Gebiete, wenn man sagt: Es ist jemand von einer Krankheit befallen, da er eben eine Infektion durch irgendeine Bazillenart erhalten hat; treibt man die Bazillen aus, so ist die Heilung da. Nun reden aber da noch Leute von irgendeiner geistigen Ursache, die tiefer liege! Man braucht doch nichts anderes zu tun, als die Bazillen fortzutreiben! – Es ist nicht mehr Aberglaube, von einer geistigen Ursache zu sprechen bei Erkrankungen, doch alles Übrige anzuerkennen, als in dem Falle, wo die Ursache für das Dasein der Fliegen in einer grundfaulen Hausfrau gesehen wird. Und man braucht nicht zu wettern, wenn man sagt: Die Fliegen werden nicht mehr da sein, wenn einmal reinegemacht wird. Nicht darum handelt es sich, dass der eine den andern bekämpft, sondern dass man lernt, sich gegenseitig zu verstehen und einzugehen auf das, was der eine will und was der andere will. Das muss man durchaus berücksichtigen, wenn von den unmittelbar naheliegenden Ursachen mit Recht gesprochen wird und wenn von den entfernteren Ursachen gesprochen wird. Der objektive Theosoph wird sich durchaus nicht auf den Standpunkt stellen, dass die Faulheit nur eine Art von Wink zu geben brauche, damit die Fliegen in das Zimmer kommen; er wird wissen, dass auch andere materielle Dinge dabei in Betracht kommen, dass aber alles, was materiell zum Ausdruck kommt, seine geistigen Hintergründe hat und dass diese geistigen Hintergründe zum Heile der Menschheit gesucht werden müssen. Diejenigen aber, welche in den Kampf gern einstimmen möchten, die sollen auch daran erinnert werden, dass die geistigen Ursachen nicht immer in derselben Weise aufgefasst werden dürfen und auch nicht in der gleichen Art bekämpft werden können wie die gewöhnlichen materiellen Ursachen. Und man darf auch nicht denken, dass man durch das Bekämpfen der geistigen Ursachen enthoben wäre der Bekämpfung der materiellen Ursachen; denn sonst könnte man die Stube schmutzig lassen und brauchte nur gegen die Faulheit der Hausfrau zu Felde zu ziehen.

Ansteckung

Nun, Ansteckung ist deshalb doch ein gültiger Begriff auf diesem Gebiete, denn derjenige, der in einem höheren Grade tuberkulosekrank ist, wirkt schon auf seine Mitmenschen. Und, wenn man dem ausgesetzt ist, in dem der Tuberkulosekranke drinnen lebt, so tritt eben das ein, dass, was sonst bloß Wirkung ist, wiederum zur Ursache werden kann. Ich versuche immer mit einem Vergleich, mit einer Analogie diese Beziehung zwischen dem primären Entstehen einer Krankheit und der Ansteckung klarzumachen, indem ich etwa sage: Nehmen wir an, ich treffe auf der Straße einen Freund, dessen menschliche Beziehungen mir sonst nicht naheliegen. Er kommt traurig, er hat einen Grund, traurig zu sein, denn es ist ihm ein Freund gestorben. Ich habe keine direkten Beziehungen zu dem Freunde, der ihm gestorben ist. Indem ich ihm aber begegne und er mir seine Traurigkeit meldet, werde ich mit ihm traurig. Er wird traurig durch die direkte Ursache, ich durch eine Ansteckung. Aber dabei bleibt es doch richtig, dass nur die gegenseitige Beziehung zwischen mir und ihm die Voraussetzung zu dieser Ansteckung ist.

Also die beiden Begriffe: primäres Entstehen und Ansteckung, haben durchaus ihre Berechtigung, und sie haben insbesondere bei der Tuberkulose eine starke Berechtigung.

MODERNER ABERGLAUBE

Krankheitsursachen im Wandel der Zeiten

Für den, der mit Erfahrungen in die Welt blickt, ist es auch jetzt erklärlich, dass die heutige Moderichtung der Medizin dazu kommt, Krankheitsursachen in den äußeren Einwirkungen, besonders in den Bazillen, zu suchen, von denen ein geistreicher Herr nicht mit Unrecht gesagt hat: Heute kommen Krankheiten von den Bazillen, wie man ehedem gesagt hat, Krankheiten kommen von Gott oder vom Teufel. Im 13. Jahrhundert sagte man, Krankheiten kommen von Gott, im 15. Jahrhundert sagte man, sie kommen vom Teufel. Später hieß es dann, sie kommen von den Säften, und heute sagt man, die Krankheiten kommen von den Bazillen. Das sind die Ansichten, die sich abgelöst haben im Laufe der Zeiten.

Furchtbarer Autoritätsglaube

Wenn die Leute so furchtbar spotten über die Gespenster des mittelalterlichen Aberglaubens, dann möchte man wohl sagen: Ja, hat sich denn in Bezug darauf etwas besonders geändert? Ist denn diese Gespensterfurcht etwa abgekommen? Fürchten die Leute nicht heute viel mehr Gespenster als dazumal? – Es ist viel schrecklicher, als man allgemein meint, was da vorgeht in der menschlichen Seele, wenn ihr vorgerechnet wird: Da auf der Handfläche sind 60000 Bazillenherde. In Amerika ist ausgerechnet worden, wie viele solcher Bazillen in einem einzigen männlichen Schnurrbart sind. Müsste man sich also nicht doch entschließen zu sagen: Diese mittelalterlichen Gespenster waren wenigstens anständige Gespenster, aber die heutigen Bazillengespenster sind zu knirpshaft, zu unanständige Gespenster, als dass sie die Furcht begründen sollten, die zudem erst im Anfange ist, und die da macht, dass die Menschen gerade hier, auf gesundheitlichem Gebiet, in einen Autoritätsglauben geraten werden, der furchtbar ist.

Spiritueller und materialistischer Aberglaube

Ich möchte weder irgendwelche Partei nehmen für den alten Aberglauben, dass Teufel und Dämonen herumgehen und als Krankheiten in die Menschen aus- und einziehen, noch möchte ich Partei nehmen für den modernen Aberglauben, dass die Bazillen und Bakterien in die Menschen einziehen und ausziehen und die Krankheiten bewirken. Ob man es zu tun hat mit einem spiritistischen, spirituellen Aberglauben von alther oder mit einem materialistischen Aberglauben, das mag uns heute weniger beschäftigen.

Moderne Besessenheitslehre

Nun ja, es ist erst noch die Frage, ob die alte Besessenheitslehre schlimmer ist oder die neue, ob man von Geistern oder Bazillen besessen ist. Das ist etwas, was seinem Werte nach erst untersucht werden muss. Die modernen Mediziner bekennen sich immer in ihrer medizinischen Lehre zu einer Besessenheit, nur ist es ihrem Verständnis mehr angemessen, eine materialistische Besessenheit zu lehren. Aber es ist so, dass man, wenn man eine Krankheit in sich hat, eine geistige Qualität in sich hat, die im gewöhnlichen Lebensverlauf des Menschen nicht da ist. Aber es ist eine geistige Qualität.

Die Furcht ist dieselbe

In unserer Zeit gibt es bekanntlich eine Furcht, die sich ganz sinngemäß vergleichen lässt mit der mittelalterlichen Furcht vor Gespenstern. Das ist die heutige Furcht vor den Bazillen. Die beiden Furchtzustände sind sachlich ganz dasselbe. Sie sind auch insofern ganz dasselbe, als ein jedes der beiden Zeitalter, das Mittelalter und die Neuzeit sich so verhalten, wie es sich für sie schickt. Das Mittelalter hat einen gewissen Glauben an die geistige Welt; es fürchtet sich selbstverständlich dann vor geistigen Wesenheiten. Die neuere Zeit hat diesen Glauben an die geistige Welt verloren, sie glaubt an das Materielle, sie fürchtet sich also vor materiellen Wesenheiten, wenn diese auch noch so klein sind. Ein Unterschied könnte, nicht wahr, sachlich höchstens darin gefunden werden, dass die Gespenster doch wenigstens gewissermaßen anständige Wesen sind gegenüber den kleinwinzigen Bazillen, die keineswegs eigentlich, ich möchte sagen, wirklich Staat machen können mit ihrem Wesen, sodass man sich wirklich so ernsthaftig fürchten könnte vor ihnen wie vor einem anständigen Gespenst. Nun soll ja damit selbstverständlich nicht gesagt werden, dass die Bazillen durchaus gepflegt werden sollen, und dass es etwas Gutes ist, recht viel sozusagen mit Bazillen zusammenzuleben. Das soll durchaus nicht gesagt werden. Aber es widerspricht auch nicht dem, was gesagt wurde, denn schließlich, Bazillen sind gewiss da, aber Gespenster waren auch da. Für diejenigen, die an die geistige Welt wirklich glauben konnten, ist nicht einmal in Bezug auf Realität ein Unterschied in dieser Beziehung.

Bazillenfurcht ist berechtigt

Mammon, der Geist der Hindernisse und der Finsternis, hat ungezählte Helfer, die sich viel in den Bakterien und Bazillen verkörpern. Die Furcht vor den Bazillen und ihre Bekämpfung durch die Ärzte ist etwas durchaus Begründetes.

Ansteckungsgefahren sind selbstverständlich zu vermindern

Die eine Frage, die Gonorrhö-, die Tripperfrage: Nun ist es auch da notwendig, wenn man einsehen will, was eigentlich zu tun ist, dass man das Wesen der Sache studiert. Nun scheint mir, als ob man gerade auf diesem Gebiete allzu leicht zufrieden wäre, indem man einfach sagt: Infektion, Infektion und wieder Infektion. Das ist ja dasjenige, was eigentlich gesagt wird. Gewiss, es liegt bei diesen und ähnlichen Erkrankungen eine wirklich außerordentlich große, außerordentlich starke Möglichkeit der Ansteckung vor; aber aus der Erkenntnis der Ansteckung heraus kann eigentlich ja am allerwenigsten folgen die Erkenntnis der heilenden Mittel. Man hat einfach nicht viel, wenn man weiß, die Sache ist ansteckend. Man hat nur das eine davon, dass man natürlich Vorkehrungen trifft, um die Ansteckungsgefahren zu vermindern. Das ist etwas, was ganz selbstverständlich ist.

Über die Ansteckungsstoffe von Syphilis und Gonorrhö

Nun, solche Stoffe sind im Wesentlichen auch ungeheuer starke Ansteckungsstoffe. Sie sind überhaupt die Träger von Parasiten kleinster Art, hypermikroskopischer Organismen.

Bakterielle Wundinfektion

Wenn der Hund eine Wunde hat, leckt er sie ab. Dann lässt er die Sonne darauf scheinen; dann wird es dicklich, und dann tötet es das, was da drinnen ist in der Wunde. Sonst würden die Bakterien kommen, und die Wunde würde sich vergrößern, und der ganze Hund ginge kaputt. Sehen Sie, da bildet sich eine Kruste, eine Kruste von dem, was im Inneren ist. Der Schleim, den der Hund auf die Wunde bringt, ist etwas Inneres; wenn die Sonne darauf scheint, so verdickt sie den Schleim durch die Wärme.

MATERIALISMUS MACHT KRANK

Materialismus und Furcht machen anfällig

Nun handelt es sich darum, und das ist das Wesentliche, was heute hervorgehoben werden soll, dass Bazillen nur dann gefährlich werden können, wenn sie gepflegt werden. Pflegen soll man die Bazillen nicht. Gewiss, da werden uns auch die Materialisten recht geben, wenn wir die Forderung aufstellen, Bazillen soll man nicht pflegen. Aber wenn wir weitergehen und vom Standpunkt einer richtigen Geisteswissenschaft davon sprechen, wodurch sie am meisten gepflegt werden, dann werden sie nicht mehr mitgehen, die Materialisten. Bazillen werden am intensivsten gepflegt, wenn der Mensch in den Schlafzustand hineinnimmt nichts anderes als materialistische Gesinnung. Es gibt kein besseres Mittel für diese Pflege, als mit nur materialistischen Vorstellungen in den Schlaf hineinzugehen und von da, von der geistigen Welt, von seinem Ich und Astralleib aus zurückzuwirken auf die Organe des physischen Leibes, die nicht Blut und Nervensystem sind. Es gibt kein besseres Mittel, Bazillen zu hegen, als mit nur materialistischer Gesinnung zu schlafen. Das heißt, es gibt noch wenigstens ein Mittel, das ebenso gut ist wie dieses. Das ist, in einem Herd von epidemischen oder endemischen Krankheiten zu leben und nichts anderes aufzunehmen als die Krankheitsbilder um sich herum, indem man einzig und allein angefüllt ist mit der Empfindung der Furcht vor dieser Krankheit. Das ist allerdings ebenso gut. Wenn man nichts anderes vorbringen kann vor sich selber als Furcht vor den Krankheiten, die sich rundherum abspielen in einem epidemischen Krankheitsherd, und mit dem Gedanken der Furcht hineinschläft in die Nacht, so erzeugen sich in der Seele die unbewussten Nachbilder, Imaginationen, die durchsetzt sind von Furcht. Und das ist ein gutes Mittel, um Bazillen zu hegen und zu pflegen. Kann man nur ein wenig mildern diese Furcht durch werktätige Liebe zum Beispiel, wo man unter den Verrichtungen der Pflege für die Kranken etwas vergessen kann, dass man auch angesteckt werden könnte, so mildert man auch durchaus die Pflegekräfte für die Bazillen.

Diese Dinge werden ja in der Geisteswissenschaft nicht bloß vorgebracht, um auf den Egoismus der Menschen zu spekulieren, sondern um Tatsachen der geistigen Welt zu schildern. So sehen wir, dass wir es eigentlich im Leben in diesem konkreten Fall sehr wohl mit der geistigen Welt zu tun haben, denn wir wirken tatsächlich selber aus der geistigen Welt heraus vom Einschlafen bis zum Aufwachen. Und wahrhaftig mehr als durch alle Mittel, die jetzt von der materialistischen Wissenschaft vorgebracht werden gegen all das, was Bazillen heißt, wahrhaftig mehr, unsäglich reicher für die Menschheitszukunft könnte man wirken, wenn man den Menschen Vorstellungen überlieferte, durch die sie vom Materialismus weggebracht werden und zu werktätiger Liebe vom Geiste aus angespornt werden könnten. Immer mehr und mehr muss sich im Laufe dieses Jahrhunderts die Erkenntnis verbreiten, wie die geistige Welt auch für unser physisches Leben absolut nicht gleichgültig ist, wie sie für die physische Welt ihre durchdringende Bedeutung hat, weil wir in der Tat vom Einschlafen bis zum Aufwachen in der geistigen Welt drinnen sind und da von ihr aus wirksam bleiben für den physischen Leib.

Materialistische Vorstellungen mästen die Bazillen

Man kann, wenn man Bazillen recht mästen will, nichts Besseres tun, als rohe materialistische Vorstellungen in den Schlaf mit hineinnehmen und dadurch ahrimanische Kräfte aufrufen, welche einstrahlen in den Organismus und zu Bazillenpflegern werden.

Gemeinsamer Ursprung von Bazillen und Materialismus

Da gab es zum Beispiel einen solchen Kampf, durch den diese ahrimanischen Scharen, nachdem sie heruntergeworfen waren auf die Erde, alle diejenige Bevölkerung der Erde in den Bereich der Erde hereingebracht haben, die man heute im ärztlichen Leben als die Bazillen bezeichnet. All das, was man als Bazillenkräfte aufweist, woran Bazillen einen Anteil haben, ist ebenso eine Folge davon, dass einmal ahrimanische Scharen vom Himmel auf die Erde geworfen worden sind, dass der Drache besiegt worden ist, wie es eine Folge eines solchen Sieges ist, dass die ahrimanisch-mephistophelische Denkungsweise seit dem Ende der Siebzigerjahre Platz gegriffen hat. Sodass man sagen kann: Auf materiellem Gebiete haben die Tuberkel- und Bazillenkrankheiten einen ähnlichen Ursprung wie der gerade jetzt vorhandene Verstandesmaterialismus auf geistig-seelischem Gebiete; die zwei Dinge gleichen sich im höheren Sinne durchaus.

Materialistischer oder geistiger Fortschritt?

Die Gefahr ist vorhanden, dass die Menschen verharren im Materialismus, festhalten die materialistisch-ahrimanische Denkweise und hinaustragen diese ahrimanische Denkweise in Zeiten, in denen ihr eigentlich bestimmt ist, überwunden zu sein. Dann würden diejenigen Menschen, die sich nicht von der ahrimanisch-materialistischen Denkweise abwenden, […] sich nicht mit dem geistigen Fortschritt der Erdenentwicklung verbinden, sondern mit dem materiellen Fortschritt. Sie würden […] ausschließlich Gefallen daran finden, in dem zu leben, was dann kommen wird durch Bazillen, durch die kleinen mikroskopischen Feinde der Menschheit.

Unverdaute Gedanken wirken parasitär

Die moderne Zivilisation hat etwas tief Parasitäres; sie ist wie das Stück eines Organismus, das von Parasiten, von Bazillen durchzogen ist. Was an Gedanken die Menschen angehäuft haben, das ist da, ohne in lebendiger Verbindung mit den Menschen zu sein. Denken Sie nur einmal, wie es in den allertäglichsten Erscheinungen zutage tritt. Ein Mensch, der etwas lernen muss, weil der Inhalt des zu Lernenden nun schon einmal da ist, der aber nicht mit

Enthusiasmus lernt, sondern der sich hinsetzen muss und eben lernen muss, um durch ein Examen zu gehen oder um einen richtigen Beamten vorzustellen oder dergleichen mehr, ja, für den ist keine elementare Verbindung da zwischen dem, was er aufnimmt, und dem, was in seiner Seele eigentlich an Begehrungsvermögen nach Aufnehmen des Geistigen lebt. Es ist gerade so, wie wenn ein Mensch, der nicht eingerichtet ist darauf, Hunger zu haben, fortwährend Nahrungsmittel in sich hineinstopft. Sie machen die Verwandlungen nicht durch, von denen ich gesprochen habe, sie werden Ballast in seinem Wesen, sie werden zuletzt etwas, was gerade die Parasiten herbeiruft.

Wenn die Erde Leichnam geworden ist

Die Erde wird längst ein Leichnam geworden sein, wenn die Zeit eintreten wird, in welcher wir so weit die materialistischen Vorstellungen umgewandelt haben müssen, dass wir hinauf können in ein mehr geistiges Dasein. Es werden auf einer uns nicht mehr tragenden Erde auch keine solchen fleischlichen Inkarnationen mehr gesucht, wie wir sie gegenwärtig, heute suchen. Aber diejenigen Menschen, die sich mit dem materialistischen Verstande so verbunden haben, dass sie ihn nicht loslassen wollen, die werden in der zukünftigen Gestalt noch immer auf diese Erde herunterkriechen und ihre Beschäftigung sich verschaffen in dem, was dann ganz besonders auf dieser Erde sich entwickelt in den Taten der Bazillen, der Tuberkel und so weiter, denn diese Wesenheiten werden dann gerade den Leichnam der Erde gehörig durchwühlen. Sie sind jetzt nur, man möchte sagen, Propheten dessen, was der ganzen Erde in der Zukunft passieren wird. Und dann wird eine Zeit kommen, wo sich diejenigen, die sich so an den materialistischen Verstand halten, mit den Mondenmächten verbinden und die Erde, wenn sie Schlacke, Leichnam geworden ist, mit dem Monde zusammen umgeben. Denn diese Wesen, diese Menschen, die sich mit dem materialistischen Verstand durchaus verbinden wollen, die wollen ja nichts anderes, als das Leben der Erde festhalten, verbunden bleiben mit dem Leben der Erde, nicht in der richtigen Weise aufsteigen vom Leichnam der Erde zu dem, was dann das Seelisch-Geistige der Erde wird.

Ungenutzte geistige Organe als Krankheitsquelle

November 1879 ist auf dem Astralplan der Gott Mammon von Michael überwunden worden. Im Physischen muss dieser Kampf noch ausgefochten werden. Mammon ist verkörpert zum Teil in den Bazillen. Er hat unzählige Helfer, alle Perversitäten und Laster sind von ihm. Es ist eine Sünde gegen den Heiligen Geist, wenn man sich wehrt gegen die spirituelle Weisheit. Sie will einfließen in die Menschheit. Das Organ zum Wirken derselben in der Stirn hat sich zur Zeit Gabriels geformt, es ist jetzt da und will benutzt werden. Dieses höhere Wissen soll unter Michaels Herrschaft (während vierhundert Jahren) in die Welt kommen. Würde Gabriels Herrschaft noch länger geblieben sein, dann würde dies Organ keinen Inhalt bekommen können, und es würde immer weiter wuchern, würde sich in Arabesken ausarbeiten und zuletzt würde Gehirnerweichung eintreten in der Menschheit. Kommt jetzt aber kein spiritueller Inhalt hinein, dann wird dies Organ verdorren und eine Quelle von Krankheit, ja von Seuchen sein.

Unter dem Einfluss von Widersachermächten

Dem Erzengel Michael, Nachfolger des Erzengels Gabriel, obliegt es jetzt, die Menschen anzuregen zum Gebrauch des neu erworbenen Organes. Wer es nicht gebraucht, lässt das Organ zugrunde gehen, verkommen. Ein solcher Mensch kommt dann unter den Einfluss von Michaels Gegner, Mammon oder Beelzebub. Dieser ist der Gott der Hindernisse, der die Menschheit verhindern will, weiterzukommen. Unter seinem Einflusse entstehen auch Bakterien und Bazillen. Dadurch können dann in der Zukunft schreckliche Epidemien entstehen, auch merkwürdige Nervenkrankheiten; Kinder würden mit einem zerstörten Nervensystem zur Welt kommen können.

Wenn die Welt einmal die volle Bedeutung dessen, was hier Geisteswissenschaft leisten kann, einsehen wird, dann werden allmählich nicht verschwinden, aber von geringerer Bedeutung werden alle die schönen – ich sage das nicht ironisch, sondern durchaus im ernsten Sinne – all die schönen Theorien von Infektionskrankheiten und dergleichen, die heute nur in einseitiger Weise betrachtet werden. Es wird viel mehr als auf die Art, wie die Bazillen und Bakterien einziehen in unseren Organismus, darauf gesehen werden, wie stark wir von der Seele und vom Geiste geworden sind, um diesen Invasionen zu widerstehen. Diese Stärke wird in der menschlichen Natur kein äußeres Heilmittel bedingen, aber das Heilmittel, das innerlich den Menschen stärkt vom Geiste und von der Seele aus durch einen gesunden geisteswissenschaftlichen Inhalt. Damit wird allerdings öffentliche Gesundheitspflege gerade durch Geisteswissenschaft auf eine wesentlich andere Grundlage gestellt, als die sich träumen lassen, die glauben, dass nur im Fortgange der gegenwärtigen Ansichten das Heil der menschlichen Entwicklung liegen könne.

FEIGHEIT, LÜGEN UND ANDERE SCHEUSSLICHKEITEN

Feigheit bereitet den Boden für Bazillenwirkungen

Alles, was der Mensch jemals geäußert hat an demjenigen, was ich Feigheiten der Seele nennen möchte, rührt von dem her, was der Drache an Elementargewalten in ihm aufsaugt. Oh, wie sind sie verbreitet, diese Feigheiten der Seele! Der Mensch weiß ganz gut: Dies oder jenes soll ich tun, dies oder jenes ist in einer bestimmten Lage das Richtige. – Er kann sich nicht dazu aufraffen, er kann es nicht tun, irgendetwas wirkt als seelische Schwere in ihm. Es sind die Elementarwesen im Leibe des Drachen, die in ihm wirken.

Und physisch? Der Mensch würde niemals von demjenigen geplagt werden, was man die Bazillen der Krankheiten nennt, wenn nicht in ihm durch jene geistigen Wirkungen, die ich jetzt beschrieben habe, sein Leib fähig gemacht würde, ein Boden für Bazillenwirkungen zu sein. Bis in die physische Organisation gehen diese Dinge hinein. Und man möchte sagen: Sieht man richtig den Menschen in geistiger, seelischer und physischer Verfassung, sieht man, wie er nach diesen drei Richtungen hin heute ist, so sieht man, dass – allerdings zu einem guten Zwecke, zum Zwecke der Erlangung seiner Freiheit – der Mensch nach drei Richtungen hin vom Geistigen abgeschnitten worden ist, dass er die geistigen Kräfte nicht mehr in sich hat, die er haben könnte. Und so sehen Sie, wie durch diese dreifache Schwächung seines Lebens, durch das, was der vollgesogene Drache in dem Menschen geworden ist, der Mensch abgehalten wird, die Schlagkraft des Geistigen in sich zu erleben.

Phantome

Die Folge von Lüge und Heuchelei und Verleumdung am Tag ist die Abschnürung gewisser Wesenheiten in der

Nacht, die dadurch eine gewisse Verwandtschaft haben zum physischen Menschenleib. Diese Wesenheiten gewinnen dadurch ein selbstständiges Dasein in der uns umgebenden geistigen Welt; es sind Wesenheiten, die wir rechnen zur Klasse der Phantome. Phantome sind solche geistige Wesenheiten, die also in ihrem Äußeren physiognomische Ausdrücke sind, in einer gewissen Weise Nachbildungen der menschlichen Leibesglieder und Gestalt. Sie sind von so dünner Materialität, dass das physische Auge sie nicht sehen kann, sie sind aber sozusagen von physischer Form. Da sieht der Hellseher durch die Luft schwirren Stücke von menschlichen Köpfen, menschlichen Händen, ganze Gestalten, ja das Innere von menschlichen Leibern sieht er herumschwirren, den Magen, das Herz, er sieht all die Phantome, die auf diese Weise sich losgeschnürt haben, dass der Mensch dasjenige seinem physischen Leib übergeben hat, was die Folge ist von Lüge, Heuchelei und Verleumdung.

Solche Phantome, die fortwährend unseren geistigen Raum durchschwirren, werden Ihnen ein Beweis sein dafür, dass das Menschenleben selbst die Ursache ist von Wesenheiten, die nun keineswegs in besonders günstiger Weise auf den Menschen einwirken; denn sie haben in gewisser Beziehung intelligente Eigenschaften und keine moralische Verantwortlichkeit. Sie fristen ihr Dasein damit, dass sie den Menschen in ihrem Leben Hindernisse in den Weg legen, viel mehr Hindernisse als dasjenige ist, was man Bakterien nennt. Es findet sogar noch etwas anderes statt. In solchen Wesen sind wichtige Krankheitserreger zu suchen; denn wenn diese Phantome geschaffen sind durch den Menschen, dann finden sie in Bazillen und Bakterien eine sehr gute Gelegenheit zu ihrem Dasein, sie finden sozusagen Nahrung darinnen. Sie würden mehr oder weniger in ihrer geistigen Wesenheit vertrocknen, wenn diese Nahrung nicht da wäre. Aber diese Bakterien werden von ihnen in gewisser Weise wiederum geschaffen. Dadurch, dass sie da sind, sind diese Wesenheiten der physischen Welt etwas, das zu etwas dienen kann.

Es ist somit dasjenige, was in einer gewissen Weise

gebraucht wird, durch geheimnisvolle Ursachen auch da. Es schafft also der Mensch sozusagen durch Lüge, Verleumdung, Heuchelei ein Heer von geistigen Wesenheiten der Klasse der Phantome.

Verkörperte Lügendämonen

Der einzelne Mensch, so wie er eingesponnen ist in die ganze übrige Menschheit, wirkt dadurch, dass er die Wahrheit spricht oder lügt, auf die ganze Welt zurück, denn ob er Wahrheits- oder Lügendämonen erzeugt, hat seine ganz verschiedenen Wirkungen. Denken Sie sich ein Volk, das aus lauter Lügnern bestände. Sie würden den Astralplan mit lauter Lügendämonen bevölkern, und diese können sich wiederum in der physischen Disposition zu Epidemien äußern. So gibt es eine gewisse Form von Bazillen als Träger von Infektionskrankheiten, die von den Lügen der Menschheit herstammen. Sie sind nichts anderes als physisch verkörperte Lügendämonen.

Scheußlichkeiten wirken auf Seele und Leib

Nur wer in die Geisteswissenschaft eindringen kann, der weiß, auf welche geheimnisvolle Art Gesundheit und Krankheit sich entwickeln. Wenn Sie durch die Straßen einer Stadt gehen und da die Scheußlichkeiten an den Anschlagsäulen und in den Schaufenstern vor die Seele geführt bekommen, übt das einen schaurigen Einfluss aus. Die materialistische Wissenschaft hat keine Ahnung davon, wie viel an Krankheitskeimen in diesen Scheußlichkeiten liegt. Man sucht bloß die Krankheitserreger in den Bazillen und weiß nicht, wie auf dem Umwege durch die Seele Gesundheit und Krankheit in den Körper geführt werden. Hier wird erst eine mit der Geisteswissenschaft bekannte Menschheit wissen, welche Bedeutung es hat, wenn der Mensch diese oder jene bildlichen Vorstellungen in sich aufnimmt.

TIERLEID WIRD MENSCHENLEID

Ausgleich für die Leiden der Tiere

Da zeigt uns das okkulte Studium, dass jeder Schmerz, der einem schmerzempfindenden Wesen außer dem Menschen zugefügt wird, dass jeder Tod eine Aussaat ist für die Zukunft. So wie die Tiere gewollt sind durch die fortschreitende göttliche Entwicklung, sind sie nicht bestimmt, Inkarnationen zu haben wie die Menschen. Aber wenn eine Änderung eintritt in diesem weisheitsvollen Weltenplan, wenn der Mensch eingreift und die Evolution der Tiere nicht sein lässt, wie sie sein sollte ohne den Menschen, was geschieht dann?

Nun, die okkulte Forschung lehrt uns, dass jeder Schmerz, jeder Tod, den der Mensch den Tieren zufügt, dass diese alle doch wiederkehren und auferstehen, nicht durch Reinkarnation, sondern weil den Tieren Schmerzen und Leiden zugefügt wurden. Diese Schmerzen, diese Leiden rufen die Tierheit wieder hervor. Die Tiere, denen Schmerz zugefügt wurde, werden zwar nicht in derselben Form wiedererstehen, aber das, was in ihnen Schmerz fühlt, das kommt wieder. Es kommt so wieder, dass die Schmerzen der Tiere ausgeglichen werden, sodass jedem Schmerze sein gegenteiliges Gefühl hinzugefügt wird. Diese Schmerzen, diese Leiden, dieser Tod, sie sind die Saat, die der Mensch gestreut hat; sie kommen so wieder, dass jedem Schmerze sein gegenteiliges Gefühl zugefügt wird in der Zukunft.

Um ein konkretes Beispiel zu gebrauchen: Wenn die Erde vom Jupiter ersetzt sein wird, dann werden die Tiere in ihrer heutigen Form zwar nicht erscheinen, aber ihre Schmerzen und Leiden werden auferwecken die Empfindungskräfte der Schmerzen. Sie werden leben in den Menschen und sich in den Menschen verkörpern als parasitäre Tiere. Aus den Empfindungen und Gefühlen dieser Menschen heraus wird der Ausgleich geschaffen werden zu ihren Schmerzen. Das ist die okkulte Wahrheit, die man objektiv und ungeschminkt sagen kann, wenn es auch dem heutigen Menschen nicht angenehm ist. Der Mensch wird es einmal erleiden, und das Tier wird in einem bestimmten Wohlgefühl, in einer guten Empfindung den Ausgleich seiner Schmerzen haben. Das geschieht auch langsam und allmählich schon im Laufe des gegenwärtigen Erdenlebens, so sonderbar es scheint. Warum werden denn die Menschen gequält von Wesen, die eigentlich weder Tiere noch Pflanzen sind, sondern zwischen beiden stehen, die ein Wohlgefühl daran haben, wenn der Mensch leidet, von Bazillenarten und dergleichen Geschöpfen? Dieses Schicksal haben sie in früheren Inkarnationen dadurch, dass sie Leiden und Tod den Tieren zugefügt haben, sich geschaffen. Denn das Wesen, wenn es auch nicht in derselben Form erscheint, das empfindet hinüber über die Zeiten und empfindet den Ausgleich der Schmerzen in den Leiden, die der Mensch erfahren muss.

So ist alles dasjenige, was an Leiden und Schmerzen geschieht, durchaus nicht ohne Folgen. Es ist eine Aussaat, aus der dasjenige hervorgeht, was durch Schmerz und Leid und Tod bewirkt worden ist. Es kann kein Leid, kein Schmerz, kein Tod geschehen, ohne dass dadurch etwas bewirkt wird, was später aufgeht.

Folgen des Fleischkonsums

Enthaltsamkeit vom Fleisch, besonders Fischgenuss, was bewirkt sie? Das Schlimme am Fleischgenuss ist die bleibende Wirkung des Schmerzverursachens und des Tötens der Tiere. Diese gemarterten Tiere kehren dann wieder in der Form solcher Wesenheiten, die ihre Kraft gegen die Nachkommenleiber derer wenden, die sie einst getötet haben. Die Bazillen sind wiederverkörperte gequälte und getötete, verzehrte und gegessene Tiere. Der Fleischgenuss macht aber außerdem den Geist erdschwer und bindet ihn ans Physische, gibt dem Körper Gelegenheit, sich an den Geist zu hängen. Die Pflanzenkost stellt größere Anforderungen an den physischen Leib, sodass er beschäftigt ist und den Geist nicht hindern kann.

HINTERGRÜNDE DER SEUCHEN

Epidemien folgen kosmischen Rhythmen

Gewiss, die äußeren Tatsachen sind ebenso wahr, wie wahr ist, nun ja, dass schließlich Jakob I. so oder so ausgesehen hat, wie ich Ihnen das charakterisiert habe; so sind natürlich auch die äußeren Tatsachen wahr, dass die oder jene Bazillenart etwas zu tun hat, sagen wir, mit der Grippe, die jetzt so verbreitet ist. Aber wenn es wahr ist, dass zum Beispiel für die Verbreitung einer gewissen epidemischen Krankheit die Ratten Krankheitsträger sind – ich will jetzt nur den Gedanken nehmen –, so kann man doch nicht sagen, dass von den Ratten diese Krankheit kommt, sondern man hat sich immer vorgestellt, dass die Ratten diese Krankheit verbreiten. An sich haben natürlich die Bazillen mit alledem, was die Krankheit ist, in Wirklichkeit nichts zu tun. Dasjenige, um was es sich bei solchen Dingen handelt, das ist, dass geradeso, wie wir es hinter den Symptomen der Geschichte mit geistig-seelischen Ereignissen zu tun haben, so haben wir es hinter den Symptomen der äußeren Körperlichkeit mit kosmologischen Ereignissen zu tun bei einer solchen Erscheinung. Bei anderen natürlich ist wieder anderes der Fall, nicht wahr. Was besonders wichtig ist in einem solchen Falle, ist der rhythmische Gang der kosmischen Ereignisse. Der muss studiert werden. Es muss gefragt werden: In welcher kosmischen Konstellation lebten wir, als in den Achtzigerjahren die heutige Grippe in der milderen Form der Influenza auftrat? In welcher Konstellation kosmischer Natur leben wir jetzt? Wie vollzieht sich der kosmische Rhythmus, da die damalige Influenza in der etwas härteren Form der Grippe auftritt? – So wie Rhythmus gesucht werden muss hinter der historischen Symptomenreihe, so muss ein gewisser Rhythmus gesucht werden hinter dem Auftreten gewisser epidemischer Krankheiten.

Folgen der Gewissenlosigkeit

Da sehen wir [...] diese physische Welt durchzogen in früheren Zeiten von jenen Seuchen, die ja hinlänglich bekannt sind. Man braucht nur die verheerenden Züge unter der älteren europäischen Bevölkerung durchzugehen, wo die Pest, Cholera und dergleichen hinzog über die Lande. In dieser gegenwärtigen Zeit sind wir in Bezug auf solche Dinge – man kann das Wort dafür gebrauchen – noch verhältnismäßig glücklich daran. Allein schon bereiten sich gewisse Epidemien vor, auf die bereits in unseren Vorträgen aufmerksam gemacht worden ist. So sehen wir also den gleichsam zur Unzeit eintretenden Tod über die Erde hinziehen, und so auch sehen wir Krankheiten und Seuchen über die Erde hinziehen. Und der Seher sieht Seelen, die da leben zwischen dem Tode und einer neuen Geburt, jenen Geistern helfen, die aus den übersinnlichen Welten in die Sinneswelt die Kräfte tragen, welche Seuchen, Krankheiten bringen, welche sozusagen unzeitige Tode bringen. Es gehört zu den furchtbaren Eindrücken, Menschenseelen in gewissen Zeiten ihres Lebens zwischen dem Tode und einer neuen Geburt wahrzunehmen, die Diener geworden sind der schlimmen Geister von Krankheit und Tod, und die sich selber dazu verurteilt haben, solche Diener der schlimmen Geister von Krankheit und Tod zu werden.

Versucht man nun das Leben solcher Menschen zurückzugehen bis vor die Zeit, da sie die Pforte des Todes durchschritten haben, dann findet man immer bei denjenigen Menschen, die sich das eben erwähnte Schicksal bereitet haben, dass sie in ihrem Leben auf dem physischen Plan Mangel an Gewissenhaftigkeit, Mangel an Verantwortlichkeitsgefühl gehabt haben. Das ist ein ständiges Gesetz, welches sich dem Seher zeigt, dass Seelen, die durch die Pforte des Todes schreiten, und die vorher gewissenlose Seelenanlagen gehabt haben oder in Gewissenlosigkeit gelebt haben, sich zu einer bestimmten Zeit zwischen dem Tode und der neuen Geburt zu den Dienern machen derer, die mitarbeiten müssen an dem Hereintragen von Seuchen, Krankheiten und unzeitigen Toden in die physisch-sinnliche Welt.

Folgen von Schrecken und Furcht

Es war also ganz Europa und auch Vorderasien angefüllt von den vergeistigten Verwesungsprodukten der ausgestorbenen Schlechteren der Bevölkerung. Diese Verwesungsdämonen hatten eine lange Dauer und sie wirkten später auf die Menschen ein, und so war es gekommen, dass diese Verwesungsdämonen, die da gleichsam in der geistigen Atmosphäre enthalten waren, einen Einfluss auf die Menschen gewannen und bewirkten, dass die Gefühle und die Empfindungen, die später die Menschen hatten, von ihnen durchsetzt wurden. Das zeigt sich am besten darin, dass, als von Asien später große Völkermassen nach Europa herüberkamen zur Zeit der Völkerwanderung, unter ihnen Attila mit seinen Scharen, und die Leute in Europa in großen Schreck versetzten, dieser Schrecken die Menschen geeignet machte, in Beziehung zu kommen mit dem, was von früher her noch vorhanden war als dämonische Wesenheiten. Nach und nach entwickelte sich durch diese dämonischen Wesenheiten als eine Folge von dem Schrecken, der durch die herüberkommenden Scharen aus Asien entstanden war, das, was als die Seuche des Mittelalters auftrat, als die Miselsucht, als der Aussatz. Diese Krankheit war nichts anderes als die Folge der Schreckens- und Furchtzustände, die die Menschen damals durchmachten. Die Schreckens- und Furchtzustände konnten zu diesem Ziele aber nur führen bei solchen Seelen, welche ausgesetzt waren den dämonischen Kräften von ehemals.

Psychische Faktoren und Ansteckungsrisiko

Bei dieser Sache, wie bei der Pockenkrankheit, hat man es bei den einzelnen Menschen zu tun mit einem starken Zurücktreten der Ich-Organisation von allen drei anderen Menschenleibern, sowohl von dem physischen wie dem Äther- und dem Astralleibe. Dieses starke Zurücktreten, dieses Schwachwerden der Ich-Organisation, das kann darauf beruhen, dass der Mensch gewissermaßen hineinschlüpft stark mit seinem gegenwärtigen Ich in die Iche der früheren Erdenleben; und es ist dadurch eine starke Affinität der Ich-Organisation überhaupt zur geistigen Welt vorhanden. Und merkwürdig bei Pockenkrankheit ist, dass da eine gewisse Ähnlichkeit vorliegt mit dem, was der Mensch durchmacht, wenn er gewisse Arten der Initiation durchmacht. So sonderbar das erscheint, es ist so.

Wenn der Mensch kennenlernt zum Beispiel, wirklich innerlich kennenlernt die Wirksamkeit der Tierkreisgestalten auf den Menschen, so sind solche Erkenntniszustände mit starken inneren Erschütterungen verknüpft. Da kann wenigstens der Mensch durchmachen, indem es mehr beherrscht, mehr seelisch wirkt, das, was bei der Pockenerkrankung vorliegt, weil es sich darum handelt, dass bei der Pockenerkrankung der Mensch sehr stark im Geistigen drin lebt, wenn auch auf andere Art.

Man kann sagen, dass die Ansteckungsgefahr doch eine außerordentlich starke ist bei der Pockenerkrankung. Nur sollte man nicht so leichtsinnig sein, just immer gleich an physische Vermittlung zu denken bei der Übertragung, sondern es sind sogar bei der Pockenerkrankung besonders stark vorliegend die psychischen Anlagen. Dafür könnte ein Beweis der sein, dass man sich sehr gut schützen kann, wenn man in der Lage ist, sich in rechter Art abzuschließen. Ich darf darüber deshalb sprechen, weil ich einmal als zweiundzwanzigjähriger Mensch – die Umstände brauche ich nicht zu erwähnen – einen Schüler unterrichtet habe, dessen Mutter mit schwarzen Pocken unmittelbar daneben lag, nur durch eine spanische Wand getrennt von der Stube, in der ich meinen Unterricht gab. Ich habe nichts dagegen gemacht, habe den Unterricht die ganze Zeit fortgesetzt, bis die Mutter wieder gesund geworden ist. Aber ich habe das ganz gern getan, namentlich auch, um zu sehen, wie man sich schützen kann, wenn man absolut den Pockenkranken, also auch den an schwarzen Pocken Erkrankten, nimmt ganz objektiv wie ein anderes Objekt, wie einen Stein oder einen Strauch, dem gegenüber man gar keine weiteren Furchtgefühle noch sonst psychische Regungen hat, sondern ihn nimmt als eine objektive Tatsache. Da ist in der Tat der Ansteckungsgefahr in hohem Maße zu begegnen. Daher kann schließlich der psychische Faktor auch bei der Ansteckung stark mitspielen.

Ich habe mich überhaupt niemals davor gescheut, irgendwie mich selber einer Ansteckungsmöglichkeit auszusetzen, und bin eigentlich nie angesteckt worden, habe nie unter Ansteckung einer Krankheit gelitten. Ich konnte dadurch gerade feststellen, dass schon einfach das Bewusstsein, das starke Bewusstsein von dem Dasein einer Krankheit vom Astralleib aus Krankheitsursache sein kann. Das starke Bewusstsein einer Krankheit kann vom Astralleib aus Krankheitsursache sein.

Furchtlosigkeit und Liebe

Wenn Sie also, indem Sie sich auf den Weg des Arztes begeben, hier mit uns im Zusammenhange diese allerdings merkwürdigen Dinge kennenlernen, daraus ersehen Sie, wie die Kenntnis dieser therapeutischen Dinge in Ihr Muskelsystem eingreift, und das wird etwas sein, was in Ihrem Karma eine Bedeutung hat. Nehmen wir zum Beispiel den Fall, Sie lernen kennen – ich will jetzt einen ganz idealischen Fall konstruieren – meinetwillen die wahre Therapie der schwarzen Pocken. Die wirklichen schwarzen Pocken rufen eine sehr starke Inspiration, mit Intuition sogar, hervor, und das, was Sie auf diese Weise wirklich wissen, wenn Sie auf diesem Gebiete wirkliche Therapeuten sind, das wirkt stärker auf Sie, wenn es ein wirkliches Wissen ist als eine Impfung. Es wirkt in einem andern Sinne viel stärker, und Sie werden im Studieren der Pockentherapie als Arzt in sich selber eine Art von Heilung im Voraus bewirken, prophylaktisch, und werden sich dadurch geeignet machen, wenn Sie den Zusammenhang verstehen, ohne Furcht, in völliger Liebe unter Pockenkranke gehen zu können. Aber alle diese Dinge haben ihre umgekehrte Seite wiederum, haben ihre Kehrseite, denn, sehen Sie, was man erwirbt als das Wissen vom Heilmittel, das ist sogar, wenn es wirkliches imaginatives oder inspiriertes Wissen ist – es braucht nicht einmal eine eigene Imagination zu sein, sondern nur eine, die ein anderer hat, und das kann jeder, wie ich immer wiederholt habe –, das ist ein wirkliches Heilmittel, das hat Heilkräfte in sich. Die Idee zu haben von einem Heilmittel, das wirkt, aber es wirkt nur so lange, als Sie furchtlos sind. Furcht ist nämlich der entgegengesetzte Pol der Liebe. Gehen Sie in eine Krankenstube mit Furcht, so hilft die ganze Therapie, die Sie angestellt haben, nichts. Gehen Sie hinein mit Liebe, können Sie von sich absehen, ja, können Sie die ganze Seele hinwenden auf diejenigen, die Sie zu heilen haben, können Sie in Liebe leben in Ihrer imaginativen, inspirierten Erkenntnis, dann, sehen Sie, werden Sie sich nicht einfach als diese persönliche Qualität, nicht als diese furchttragende Persönlichkeit des Erkennenden, sondern als die liebetragende Persönlichkeit des Erkennenden hineinstellen in den Heilungsprozess, sodass also nicht nur von außen die Medizin in das Moralische hineingetrieben wird, sondern auch von innen.

Ein zukünftiges Zeitalter der Seuchen

Die finsteren Kräfte des Materialismus nehmen überhand. Die Strahlenherrschaft Michaels wird wiederum abgelöst werden von einem finstern, schrecklichen Zeitalter, das ums Jahr 2400 seinen Anfang nimmt. Schon heute hat zugleich mit Michael ein finsterer Gott seine Herrschaft angetreten: der Gott Mammon. Der Mammon ist für den Okkultismus nicht nur der Gott des Geldes. Er ist vielmehr der Führer aller niedrigen, schwarzen Kräfte. Und seine Heerscharen greifen nicht nur die Menschenseelen an, sondern auch die physischen Leiber der Menschen, um sie zu zerfressen und zu verderben. Man redet heute nicht deshalb so viel von Bazillen, weil man mehr davon weiß, sondern deswegen, weil sie wirklich heute eine ganz besondere Gestalt angenommen haben. Und in Zukunft werden sie in erschreckender Weise überhandnehmen. Wenn jenes schwarze Zeitalter naht, dann werden Bruderzwist und Bruderkrieg in grauenvoller Weise wüten, und die armen Menschenleiber werden in furchtbarer Art von Krankheiten und Seuchen befallen dahinsiechen.

IMPFUNG ALS PRINZIP

Das Urbild der Impfung

Die Ärzte der Hindus wenden ein Prinzip an, das der Immunisierung zugrunde liegt, der Impfung, wie wir sie kennen, mit einem Heilserum. Es ist das das Bekämpfen einer gewissen Krankheitsform, indem der Krankheitserreger selbst als Heilmittel angewendet wird. Die Hindu-Ärzte heilen Schlangenbisse, indem sie die Wunde mit ihrem Speichel bearbeiten. Durch Trainierung ist der Speichel vorbereitet, die Ärzte haben sich selber immun gemacht gegen Schlangenbisse, gegen Schlangengift, durch Schlangenbisse am eigenen Körper. Es ist ihre Auffassung, dass der Arzt auch leiblich etwas bewirken kann durch etwas, was er in sich selber entwickelt. Alle Heileinwirkungen von Mensch zu Mensch beruhen auf diesem Prinzip. Bei den Hindus liegt diesem Prinzip eine gewisse Einweihung zugrunde. Sie wissen, dass der Mensch ein anderer wird durch eine bestimmte Trainierung. Kräfte, die ein anderer Mensch nicht hat, werden bei ihnen entwickelt ganz ebenso wie ein Eisen durch Bestreichen mit einem Magnet seine Kraft entwickelt.

Impfen schützt gegen neue Gifte von derselben Art

Der Mann, von dem Sie erzählt haben, ist sicher das erste Mal von einer Biene gestochen worden. Und wenn man so ein Gift einmal im Leibe gehabt hat, also im Blut, wird man immer mehr und mehr fähig, gegen dieses Gift aufzukommen, immer mehr und mehr immunisiert, wie man sagt. [...]

Nicht wahr, heute ist es nur eine gefährliche Geschichte, weil es auch Ärzte gibt, die meinen, jeder Bienenvater müsste erst, bevor er anfängt, geimpft werden. Wenn die Leute in den Krieg ziehen, so werden sie mit allen Giften durchsetzt. Das ist ja auch wieder nicht etwas, was man empfehlen kann. Das geht natürlich auch nicht, weil das

Blut zu einer Art von Unratbildung werden kann. Es wird ja das Blut immer etwas verschlechtert dadurch, dass man diese Sachen in sich bekommt. Das gleicht sich nach einiger Zeit wiederum aus. Nach einiger Zeit ist das Blut allerdings gesund, aber es ist geschützt gegen neue Gifte, die von derselben Art sind.

Hygienemaßnahmen und Schutzimpfungen

Selbstverständlich darf man ja, wie heute schon ausgeführt wurde, keineswegs glauben, dass die Anthroposophie gegen berechtigte Erfolge, die man in den neueren naturwissenschaftlichen Gebieten und der Medizin erzielt hat, polemisiere. Es kann in manchen Fällen gezeigt werden, dass ein solcher Erfolg, wie er erzielt werden soll durch die Impfung – also zum Beispiel durch die Blatternimpfung –, ja auch tatsächlich erreicht worden ist. Es besteht immerhin die Tatsache, dass die Infektionskrankheiten weitgehend eingeschränkt worden sind durch die mehr äußerlichen, mehr hygienischen Maßregeln, die ja notwendig geworden sind, und durch die Schutzimpfung. Allerdings waren zahlreiche Impfungen nicht so, dass man sagen könnte, sie hätten einen ähnlichen Erfolg gehabt für andere Krankheiten. Aber man muss doch durchaus die Wirksamkeit dieses Prinzips zugestehen.

Impfgegnern ist nicht beizukommen

Auf der anderen Seite ist diese Frage aber doch etwas, was man mehr psychologisch betrachten kann. Es gibt heute sehr zahlreiche Impfgegner. Diese Impfgegner sind eigentlich Parteien, denen man auf einem rationalen Wege in ihrer Psychologie nicht beikommen kann. Es sind Leute, die aus einem inneren Widerstreben heraus gegen die Art, wie da versucht wird zu wirken, handeln. Und sie können aus ihrer Erkenntnis heraus nicht sagen, dass die Impfmethoden wirkungslos sind, denn es liegen ja Wirkungen vor. Und wer sich wehrt, wehrt sich aus einem gewissen Unbewussten heraus gegen diese Methode der Impfung.

Krankheiten sind Anlass zur Weiterentwicklung

Wenn man das Krankheitswesen zusammendenkt mit dem, was Ihnen heute hier ausgeführt worden ist, namentlich über die wiederholten Erdenleben, wenn man davon überzeugt ist, dass es wiederholte Erdenleben gibt, dann muss man ja auch das, was der Mensch erlebt im jetzigen Leben an Krankheitsfällen, zusammenbringen mit dem, was er erlebt hat in einem vorigen Erdenleben.

[...] Wenn eingesehen wird, dass gewisse Krankheiten etwas mit den Seeleneigentümlichkeiten des Menschen zu tun haben, in gewisser Beziehung eine Überwindung dessen sind, was der Mensch in einem vorigen Erdenleben nicht hat erreichen können, und dass diese physischen Krankheitsprozesse, die man aushalten muss, ein Ausgleich sind – der Krankheitsprozess ist auch mit seelischen Erscheinungen verknüpft –, dann kann man auch verstehen, warum aus einem gewissen Unbewussten, Instinktiven heraus manche einen Widerwillen haben gegen dieses Heilelixier [i. e. Impfungen]. Sie sagen sich eigentlich unbewusst, dass bei dem, was da als Krankheit vorhanden ist, parallel gehen müsste mit der äußeren Heilung auch eine innere seelische Weiterentwicklung zum Geiste hinauf.

Wer impft, muss den Menschen auch etwas für die Seele geben

Es kann der Mensch ganz besonders in einem früheren Leben durch Empfindungen, Gefühle und so weiter durchgegangen sein, die ihn zur Lieblosigkeit gegen seine Nächsten getrieben haben. Denken wir uns zum Beispiel, dass er durch etwas hindurchgegangen ist, wo er durch karmische Wirkung die Lieblosigkeit in sich aufgenommen hat. [...] Nehmen wir also an, ein Mensch hat sich durch Hingabe an gewisse Einflüsse zu einer gewissen Lieblosigkeit hingeneigt; dann tritt die Lieblosigkeit in einem späteren Leben als karmische Wirkung ein und bildet innere Kräfte in seiner Organisation aus.

Nehmen wir an, eine ganze Anzahl von Menschen hätte sich wegen Lieblosigkeit gegen die Menschen hingezogen gefühlt, gewisse Infektionsstoffe aufzunehmen, um einer Epidemie zu verfallen. Nehmen wir weiter an, wir könnten gegen die Epidemie etwas tun. Wir würden dann in einem solchen Falle die äußere Leiblichkeit davor bewahren, die Lieblosigkeit zum Ausdruck zu bringen, aber wir würden dadurch noch nicht die innere Neigung zur Lieblosigkeit fortgeschafft haben. Denken wir uns aber den Fall so, dass wir, wenn wir das äußere Organ der Lieblosigkeit fortschaffen, die Verpflichtung übernehmen, auf die Seele so zu wirken, dass wir auch der Seele die Neigung zur Lieblosigkeit nehmen. Das Organ der Lieblosigkeit wird im eminenten Sinne getötet – im äußeren leiblichen Sinne – in der Pockenimpfung. Da zeigt sich zum Beispiel Folgendes, was geisteswissenschaftlich erforscht ist: In einer Kulturperiode traten die Blattern auf, als die allgemeine Neigung bestand, im höheren Maße Egoismus, Lieblosigkeit zu entwickeln. Da traten die Blattern auf, auch in der äußeren Organisation; das ist so. Man ist in der Theosophie durchaus verpflichtet, die Wahrheit zu sagen.

Nun können wir es begreifen, dass in unserer Zeit der Impfschutz aufgetreten ist. Wir können aber noch etwas anderes begreifen, dass nämlich bei den besten Geistern unserer Zeit etwas wie ein Widerwille gegen Impfung vorhanden ist. Das steht mit einem Inneren in Korrespondenz, das ist das Äußere eines Inneren. Und wir können jetzt sagen: Wenn wir auf der einen Seite das Organ töten, hätten wir auch die Verpflichtung, als Gegenstück dazu bei diesem Menschen den materialistischen Charakter durch eine entsprechende spirituelle Erziehung anders zu gestalten. Das müsste das notwendige Gegenstück sein. Wir leisten sonst nur halbe Arbeit. Ja, wir leisten nur eine Arbeit, zu der der Mensch selber in einer späteren Inkarnation in irgendeiner Weise wird das Gegenstück schaffen müssen, wenn er das Pockengift in sich hat und die Eigenschaft aus sich herausgeschafft hat, durch die man geradezu hinneigt zur Blatternerkrankung. Hat man die Empfänglichkeit für die Blattern herausgeschafft, so hat man nur die äußere Seite der karmischen Wirksamkeit ins Auge gefasst. Wenn man auf der einen Seite Hygiene übt, muss man anderseits die Verpflichtung fühlen, den Menschen, deren Organisation man umgewandelt hat, auch etwas für die Seele zu geben. Impfung wird keinem Menschen schaden, welcher nach der Impfung im späteren Leben eine spirituelle Erziehung erhält. Wir haben die Waagschale zu stark zum Sinken gebracht, wenn wir nur auf die eine Seite abzielen und auf die andere keinen Wert legen.

Die geistigen Zusammenhänge berücksichtigen

Und wenn die Impfung, die man anwendet, es ermöglicht, dass die Dinge ganz so gelingen, wie man es sich vorstellt, müsste man dennoch sagen: Auch wenn man es durch entsprechende Verfahren fertigbringt, dass alle Epidemien erlöschen, dass man die Krankheiten einschränkt, so fragt es sich aber doch, ob nicht auch noch etwas anderes notwendig ist, was diesem Prozess sozusagen dadurch entgegenkommen muss, dass zu gleicher Zeit eine innere seelische Entwicklung zum Geistigen hin erfolgt. Das müssten die Menschen einsehen, dass ein solches Verfahren möglich ist. Man kann alles anerkennen, was die Wissenschaft sagt, nur muss man sich über die Notwendigkeit klar sein, dass gegenüber dem, was als äußeres Heilverfahren vorhanden ist, noch etwas da sein muss, was die Seele auf innerem Wege vorwärtsbringt und was auf frühere geistige Zusammenhänge hinweist, auf frühere Leben. Anthroposophie wird nie etwas einzuwenden haben gegen das, was die Naturwissenschaft bringt.

Fanatismus ist ein Unding

Frage: Wenn die Verhältnisse so liegen, wie zum Beispiel in unserer Gegend, wo die Einwirkung durch die Erziehung und so weiter sehr schwierig ist, wie soll man sich da verhalten?

Antwort: Da muss man eben impfen. Es bleibt nichts anderes übrig. Denn das fanatische Sich-Stellen gegen diese Dinge ist dasjenige, was ich, nicht aus medizinischen, aber aus allgemein anthroposophischen Gründen, ganz und gar nicht empfehlen würde. Die fanatische Stellungnahme gegen diese Dinge ist nicht das, was wir anstreben, sondern wir wollen durch Einsicht die Dinge im Großen anders machen. Ich habe das immer, wenn ich mit Ärzten befreundet war, als etwas zu Bekämpfendes angesehen, zum Beispiel bei Dr. Asch, der absolut nicht geimpft hat. Ich habe das immer bekämpft. Denn wenn er nicht impft, so impft eben ein anderer. Es ist ein völliges Unding, so im Einzelnen fanatisch vorzugehen.

Geisteskrank durch falsche Impfungen

Wenn wir den Menschen, sagen wir, falsch impfen, dann kann eine falsche Impfung mit der oder jener Kuhlymphe oder auch mit einer kranken Menschenlymphe bewirken, dass zum Beispiel zwar nicht direkt das Wasser erkrankt, aber diejenigen Organe, die das Wasser verarbeiten – der Magen verarbeitet das Wasser in einer anderen Weise, als er die festen Nahrungsmittel verarbeitet –, die können krank werden. Und es kann infolge falscher Impfung, dadurch, dass der Mensch nicht in richtiger Weise verdunstet, später die Anlage zu irgendeiner Geisteskrankheit kommen.

Physische und ätherische Wirkungen von Impfungen

Dasjenige, was vom Menschen etwa direkt hinübergeimpft wird auf den anderen Menschen, das hat nur eine Bedeutung für die physische Organisation des Menschen. Es kommt lediglich bei dem eine bloß physische Wirkung in Betracht, was von einem Menschen auf den anderen hinübergeimpft wird. Das ist sehr interessant. Denn wenn zum Beispiel von einem Menschen zu dem anderen Blut hinübergebracht wird, so hat man bloß mit dem zu rechnen, was Blut auf den Organismus als physische Wirkung hervorbringen kann.

Das war besonders gut zu studieren in der Zeit, als der Übergang gemacht worden ist von der Pockenimpfung mit menschlicher Flüssigkeit zu der Kuhpockenimpfung, wo man direkt verfolgen konnte, wie die Wirkung vom physischen Leib bei dem früheren vom Menschen genommenen Impfstoff sozusagen hinaufrückte, dadurch dass man den tierischen Impfstoff verwendete, in den ätherischen Leib.

«Einimpfen» wirkt auf die rhythmischen Prozesse

Ebenso wie die Erkenntnis des richtigen Naturstoffes und Naturprozesses wichtig ist, die zum Heilmittel verarbeitet werden müssen, ebenso wichtig ist dann die besondere Art der Anwendung.

Gerade dadurch, dass man entweder auf das Nerven-Sinnes-System wirken kann, um in der angedeuteten Weise von ihm aus in der rechten Art die Gesundung herbeizuführen, oder auf das rhythmische System oder auf das Stoffwechsel-Gliedmaßen-System, gerade dadurch, dass man auf diese einzelnen Systeme wirken muss, ist es wichtig, ist es wesentlich, auch zu wissen, wie die Behandlungsmethode nun eintreten soll. Denn fast jedes Heilmittel kann man wiederum in dreierlei Art anwenden. Entweder wird es dem Menschen durch den Mund in den Magen und so weiter eingeführt, man rechnet also bei der Art und Weise, wie der Mensch das Heilmittel aufnimmt, auf den Stoffwechsel des Menschen, auf das Stoffwechselsystem und darauf, wie das Stoffwechselsystem dann auf die anderen Systeme wirkt. Daher hat man Heilmittel, die insbesondere in dieser Art gebraucht werden, dass sie dem Menschen durch Mund und Magen eingeführt werden und so weiter.

Dann aber gibt es auch Heilmittel, die im eminentesten Sinne so verwendet werden müssen, dass sie schon durch ihre Verwendungsweise auf das rhythmische System wirken. In dieser Beziehung wird Antimon ganz besonders dazu berufen sein, die richtige Behandlungsmethode in Bezug auf diesen Punkt zu finden. Denn da treten die Injizierungen, die Injektionsmethoden ein. Und das Heilmittel, das dem Blute eingeimpft wird, oder in anderer Weise injiziert wird, das ist dasjenige, bei dem vor allen Dingen wiederum darauf gerechnet wird, dass es auf den rhythmischen Prozess des Menschen wirkt.

Bei denjenigen Heilmitteln, die man als Bäder und in Salben verwendet, oder selbst da, wo es darauf ankommt, äußerlich mechanisch den menschlichen Organismus zu behandeln, sagen wir in Massageprozessen oder dergleichen, also da, wo es sich darum handelt, in einer mehr äußerlichen Weise das Heilmittel oder den Heilprozess an den Menschen heranzubringen, da rechnet man darauf, dass die Heilmethode auf das Nerven-Sinnes-System wirkt.

Impfung wirkt über die Zirkulation

Die Wirkung ist von fundamentalem Unterschied, ob irgendein Heilmittel durch den Verdauungsprozess eingeführt wird, durch Impfung direkt in den Zirkulationsprozess, oder ob es, wie ich morgen zeigen werde, näher verwandt zum Sinnesprozess, zum Nerven-Sinnes-Prozess angewendet wird, wie in dem Versetzen von Bädern oder Waschungen und dergleichen mit unseren Heilmitteln.

Zirkulationsförderung durch Impfungen

<u>Antimon</u> =
Phosphor = wirkt so, dass die Hemmungstendenzen für die Verbrennung und die Tendenzen zur Ablagerung gefördert werden.
Bäder, Waschungen >
Impfungen = es wird die Circulation gefördert. = >
per os = es wird durch die Verdauung gewirkt >

IMPFUNGEN GEGEN DIES UND DAS

Impfen gegen den Grauen Star

Sehen Sie, eine der giftigsten Pflanzen ist ja die Tollkirsche. Wenn Sie eine Tollkirsche hier haben, so ist die Tollkirsche dadurch so schwarz, wie Sie sie haben, dass eben in sie das Astralische aufgenommen wird. Also die Tollkirsche nimmt das Astralische auf. Dadurch aber, dass die Tollkirsche das Astralische aufnimmt – sie zerstört sich in Wirklichkeit nicht ganz –, hat sie die Kraft in sich, immerfort die physische Materie zu zerstören. Die Tollkirsche ist im Inneren ganz scharf; sie will die physische Materie zerstören. Wenn wir daher eine Tollkirsche essen, so fängt der Tollkirschensaft, sobald er in uns ist, gleich an, unsere innere Materie zu zerstören. Da müssen wir unter der Tollkirsche zugrunde gehen. Die Tollkirsche hat innerlich die Kraft, die physische Materie zu zerstören. Denken Sie, wir bringen nun in der richtigen Weise, indem wir ihn einimpfen, ganz verdünnten, richtig verdünnten Tollkirschensaft ins Blut des Menschen. Dann können wir, wenn die Linse anfängt, Salze zu kriegen, dunkel zu werden, gerade durch den Tollkirschensaft, wenn er richtig verdünnt ist, so dünn geworden ist, dass er keine Giftwirkung mehr hat, diese Starkrankheit bekämpfen, dasjenige zerstreuen, was als Absatz entstanden ist. [...]

Wenn wir also den Zerstörungssaft der Tollkirsche, der überall alles andere auseinandertreibt, durch eine richtige Impfung hierhergebracht haben auf die Linse, dann treibt er auch die Salze auseinander, die sich dort abgelagert haben, und die Linse kann unter Umständen geheilt werden.

Man kann natürlich, wenn der Star schon zu weit fortgeschritten ist, nicht allzu viel bauen auf diese Geschichte. Aber wenn man bei einem Menschen, bei dem der Star noch nicht so stark fortgeschritten ist, die Sache zur rechten Zeit bemerkt, dann kann man, ohne dass man die Linse später herausoperieren muss, den Star noch bekämpfen.

Daher ist es gewöhnlich nichts, wie es die homöopathischen Ärzte machen. Die geben die verdünnte Tollkirsche ein. Da wirkt es zwar auch, aber nicht sehr stark; die Sache kommt immer wieder zurück. Also auf diese Weise kann man gewöhnlich nichts bewirken. Aber man kann sehr viel bewirken, wenn man es ins Blut einimpft. Das Blut geht dann überallhin, kommt auch ins Auge.

Impfungen gegen den Geist

Das materialistische Zeitalter strebt danach, aus gewissen Kreisen heraus alle spirituelle Entwicklung der Menschheit zu paralysieren, unmöglich zu machen; die Menschen dahin zu bringen, dass sie ablehnen, einfach durch ihre Temperamente, durch ihren Charakter ablehnen alles Spirituelle, es für Narretei ansehen.

Solch eine Strömung – bei einzelnen Menschen ist sie heute schon bemerkbar – wird sich immer mehr und mehr vertiefen. Es wird die Sehnsucht entstehen, dass allgemeines Urteil wird: Das Spirituelle, das Geistige ist Narretei, ist Wahnsinn! – Das wird man dadurch zu erreichen versuchen, dass man dagegen Impfmittel herausbringt, dass man, so wie man auf Impfmittel gekommen ist zum Schutz gegen Krankheiten, nun auf gewisse Impfmittel kommt, die den menschlichen Leib so beeinflussen, dass er den spirituellen Neigungen der Seele keine Wohnung gewährt. Man wird die Menschen gegen die Anlage für geistige Ideen impfen. Das wird man wenigstens anstreben: man wird Impfmittel versuchen, sodass die Menschen schon in der Kindheit den Drang zum geistigen Leben verlieren.

Geist- und Seelenwirklichkeit gewachsen sein

Es wird in der Zukunft Verhältnisse geben, bei denen man nicht recht wissen wird, mit wem man es zu tun hat. Und dass Ricarda Huch solche Sehnsucht nach dem Teufel empfindet, das hängt wirklich zusammen mit dem, was da herankommt. Die Institutionen, die Begriffe, die sozialen Ideen, die sich die Menschen heute machen, sind abstrakt und roh, sind plump gegenüber dem, was an komplizierten Verhältnissen herankommt. Und weil die Menschen nicht imstande sind, das, was in der Wirklichkeit da ist, mit ihren Begriffen, mit ihren Vorstellungen zu umfassen, geschieht es, dass sie immer mehr und mehr ins Chaos hineinkommen, wie es sich ja durch diese Kriegsereignisse schon hinlänglich anzeigt. Dieses Chaos kommt eben davon, dass die Wirklichkeit eine andere ist, eine reicher werdende ist, als das, was die Menschen erdenken können, was die Menschen sich ausbilden können in ihren Köpfen. Und man wird sich klarmachen müssen, dass man vor die Wahl gestellt ist: entweder, weil man die Welt nicht zu ordnen versteht, weiterzumachen mit dem Zusammenhauen, mit dem gegenwärtigen Aufeinanderschießen oder zu beginnen mit dem Ausbilden solcher Begriffe, solcher Vorstellungen, die den komplizierten Verhältnissen gewachsen sind. Es muss eine geistige Strömung in der Menschheit geben, welche darauf ausgeht, Begriffe auszubilden, die den realen Verhältnissen gewachsen sind. Denn diejenigen, die kleben bleiben wollen an dem, was von alter Zeit weiterrumort, die werden sehr zahlreich sein – heute sind sie ja noch in der Minderzahl –, und die werden aus der äußerlichen Betrachtung heraus und schon auch dadurch, dass die Leiber ausgefüllt werden von ahrimanischer Geistigkeit, welche darauf ausgeht, aus der äußeren Räumlichkeit heraus Begriffe und Vorstellungen und Taten zu prägen, die werden aus dem Äußeren heraus Begriffe und Vorstellungen prägen.

Man soll sich nur nichts vormachen. Man steht vor einer ganz bestimmten Bewegung. Wie damals auf jenem Konzil in Konstantinopel der Geist abgeschafft worden ist, das heißt wie man dogmatisch bestimmt hat: Der Mensch besteht nur aus Leib und Seele, von einem Geist zu sprechen ist ketzerisch –, so wird man in einer andern Form anstreben, die Seele abzuschaffen, das Seelenleben. Und die Zeit wird kommen, vielleicht gar nicht in so ferner Zukunft [...], wo man sagen wird: Es ist schon krankhaft beim Menschen, wenn er überhaupt an Geist und Seele denkt. Gesund sind nur diejenigen Menschen, die überhaupt nur vom Leibe reden. Man wird es als ein Krankheitssymptom ansehen, wenn der Mensch sich so entwickelt, dass er auf den Begriff kommen kann: Es gibt einen Geist oder eine Seele. – Das werden kranke Menschen sein. Und man wird finden – da können Sie ganz sicher sein – das entsprechende Arzneimittel, durch das man wirken wird. Damals schaffte man den Geist ab. Die Seele wird man abschaffen durch ein Arzneimittel. Man wird aus einer «gesunden Anschauung» heraus einen Impfstoff finden, durch den der Organismus so bearbeitet wird in möglichst früher Jugend, möglichst gleich bei der Geburt, dass dieser menschliche Leib nicht zu dem Gedanken kommt: Es gibt eine Seele und einen Geist. – So scharf werden sich die beiden Weltanschauungsströmungen gegenübertreten. Die eine wird nachzudenken haben, wie Begriffe und Vorstellungen auszubilden sind, damit sie der realen Wirklichkeit, der Geist- und Seelenwirklichkeit gewachsen sind.

Materialistische Impfwünsche

Ich habe Sie darauf hingewiesen, dass ja freilich die Menschenleiber sich so entwickeln werden, dass in ihnen eine gewisse Spiritualität Platz finden kann, dass aber der materialistische Sinn, der sich immer mehr ausbreiten wird [...], dagegen arbeiten und mit materiellen Mitteln dagegen kämpfen wird. Ich habe Ihnen gesagt, dass die Geister der Finsternis ihre Kostgeber, die Menschen, in denen sie wohnen werden, dazu inspirieren werden, sogar ein Impfmittel zu finden, um den Seelen schon in frühester Jugend auf dem Umwege durch die Leiblichkeit die Hinneigung zur Spiritualität auszutreiben. Wie man heute die Leiber impft gegen dies und jenes, so wird man zukünftig die Kinder mit einem Stoff impfen, der durchaus hergestellt werden kann, sodass durch diese Impfung die Menschen gefeit sein werden, die «Narrheiten» des spirituellen Lebens nicht aus sich heraus zu entwickeln, Narrheiten selbstverständlich im materialistischen Sinne gesprochen.

Begonnen – mehr auf literarischem Gebiete, wo es aber

unschädlicher ist – hat ja die Sache schon. Ich habe Sie darauf hingewiesen, dass Schriften sehr gelehrter Mediziner erschienen sind über die Pathologie verschiedener Genies. Sie wissen: Conrad Ferdinand Meyer, Viktor Scheffel, Nietzsche, Schopenhauer, Goethe, alle hat man dadurch als Genies zu begreifen versucht, dass man dieses oder jenes Pathologische in ihnen nachgewiesen hat. Und was das Aufregendste, möchte ich sagen, auf diesem Gebiete ist, das ist, dass man auch den Christus Jesus vom pathologischen Standpunkte aus, die Evangelien vom pathologischen Standpunkte aus zu begreifen versucht hat. Es gibt zwei Schriften heute schon, welche die Entstehung des Christentums zurückführen darauf, dass einmal im Beginn der neuzeitlichen Zeitrechnung ein seelisch und geistig unnormaler Mensch gelebt hat, der in Palästina als Jesus herumgegangen ist und aus seinen Seelenkrankheitserscheinungen die Menschen mit dem Christentum angesteckt hat. Zwei Schriften gibt es auch über die Pathologie des Christus Jesus.

Das, wie gesagt, sind die unschuldigen, literarischen Anfänge. Das alles tendiert aber dahin, zuletzt das Mittel zu finden, durch das man die Leiber impfen kann, damit sie nicht Neigungen zu spirituellen Ideen aufkommen lassen, sondern ihr ganzes Leben hindurch nur an die sinnenfällige Materie glauben. So, wie man aus den Impulsen, welche die Medizin aus der Schwindelsucht – pardon, verzeihen Sie –, aus der eigenen Schwindsucht heraus gewonnen hat, gegen die Schwindsucht heute impft, so wird man impfen gegen die Anlage zur Spiritualität. Das soll nur hinweisen auf ein besonders paradox Hervorragendes unter vielem andern, was auf diesem Gebiet im Laufe der nächsten und ferneren Zukunft auftreten wird, damit das, was durch den Sieg der Geister des Lichtes aus den geistigen Welten auf die Erde herniederströmen will, in Verwirrung komme.

Denn derjenige, der die Dinge der Entwicklung heute genauer zu überschauen vermag, der weiß, wie rasch wir uns im Grunde genommen dieser Verknöcherung unserer Kultur nähern. Ich möchte auch bei dieser Gelegenheit nicht unerwähnt lassen, dass man ja bis zum Jahre 869, bis zum achten allgemeinen ökumenischen Konzil in Konstantinopel die Gliederung des Menschen hatte in Leib, Seele und Geist. Nun ist ja, wie ich öfter erwähnt habe, auf diesem achten allgemeinen ökumenischen Konzil für das Abendland die Formel aufgestellt worden: Es darf nicht geglaubt werden, dass der Mensch aus Leib und Seele und Geist besteht, sondern nur aus Leib und Seele, und die Seele hat einige geistige Eigenschaften. Das ist dann allgemein übergegangen. Im Mittelalter war es ketzerisch, häretisch, zu glauben, der Mensch bestünde aus Leib, Seele und Geist. Heute finden die Philosophieprofessoren durch unbefangene Wissenschaft: Der Mensch besteht nur aus Leib und Seele. Diese «unbefangene Wissenschaft» ist nichts anderes als ein Beschluss des achten allgemeinen ökumenischen Konzils. Aber das strebt nach einem andern hin. Man kann sagen: Durch dieses achte ökumenische Konzil hat die Menschheit verloren das Bewusstsein über den Geist, das wieder errungen werden muss. Gehen wir aber auf dem Wege weiter, den ich Ihnen jetzt geschildert habe, so verliert die Menschheit auch noch das Bewusstsein über die Seele.

Bei den Materialisten des 19. Jahrhunderts war dieses Bewusstsein über die Seele schon bis zu dem Grade verschwunden, dass man sagte: Das Gehirn sondert Gedanken ab wie die Leber Galle. Man hat also eigentlich nur noch das Bewusstsein der leiblichen Vorgänge gehabt. Und in der Tat, es bestehen heute schon, ohne dass es die Menschen wissen, in gewissen Untergründen, wo allerlei Gesellschaften nach solchen Dingen hinarbeiten, die Tendenzen, etwas Ähnliches herbeizuführen wie 869 auf dem Konzil von Konstantinopel, nämlich zu erklären: Der Mensch besteht nicht aus Leib und Seele, sondern der Mensch besteht aus dem Leib, und die Seele ist bloß etwas,

was aus dem Leibe heraus sich entwickelt. Es ist daher unmöglich, den Menschen seelisch zu erziehen; man muss also ein Mittel, ein materielles Mittel finden, womit man den Menschen in einem gewissen Lebensalter impft, und dann wird er seine Talente ausbilden durch Impfung.

Diese Tendenz besteht durchaus. Sie liegt in der geraden Linie der ahrimanischen Entwicklung: nicht mehr Schulen zu gründen, um zu lehren, sondern mit gewissen Stoffen zu impfen. Man kann das nämlich. Es ist nicht so, als ob man es nicht könnte. Man kann es; aber man macht den Menschen zu einem Automaten. Man würde dasjenige riesig beschleunigen, was man sonst auf dem Wege des Gedankenzwanges, durch eine Erziehung, die auf Gedankenzwang hinarbeitet, erreicht. Es gibt schon durchaus Substanzen, die man gewinnen kann, wodurch der Mensch, wenn er zum Beispiel mit sieben Jahren geimpft würde, sich die Volksschule gut ersparen könnte; er würde nämlich ein Gedankenautomat. Er würde außerordentlich gescheit werden, aber er würde kein Bewusstsein davon haben. Es würde so ablaufen diese Gescheitheit. Aber was liegt vielen Menschen heute schon daran, ob der Mensch ein inneres Leben hat oder nicht, wenn er nur äußerlich herumläuft und das oder jenes tut! Diejenigen Menschen, die sich heute vorzugsweise der ahrimanischen Kultur ergeben – und die gibt es auch –, streben durchaus nach solchen Idealen hin. Schließlich, was könnte es denn Reizvolleres geben für eine Gesinnung, wie sie sich heute immer mehr verbreitet, als einen Impfstoff zu finden, statt sich mit den Kindern jahrelang abzuplagen! Man muss diese Dinge drastisch darstellen. Solange man sie nicht drastisch darstellt, merkt nämlich die Menschheit der Gegenwart nicht, zu welchen Zielen sie hinstrebt. Durch einen solchen Impfstoff würde eben einfach das erreicht werden, dass der Ätherleib gelockert würde im physischen Leibe. Sobald der Ätherleib gelockert wird, ist das Spiel zwischen dem Universum und dem Ätherleib ein außerordentlich lebhaftes und der Mensch würde Automat werden. Denn der physische Leib des Menschen muss hier auf der Erde durch geistigen Willen erzogen werden.

Aus dem vollen Bewusstsein, das man vor Augen hat gegenüber der Automatisierung des Menschen, sind die Methoden für die Waldorfschule, die pädagogischen Methoden für die Waldorfschule ausfindig gemacht. Sie sollen durchaus in dieser Beziehung ein Kulturmotor sein, der wiederum zur Spiritualisierung hinführt. Denn es ist im Grunde genommen – man kann das schon sagen – heute vor allen Dingen notwendig, dass das geistige Leben unter den Menschen als geistiges Leben besonders gepflegt werde. Daher sollte man auch wacker hinsehen auf alles das, was als Symptom zur Besserung bei einzelnen Menschen hervortritt. Ich habe es bei andern Gelegenheiten oftmals hervorgehoben, wie die Menschheit heute darnach strebt, anstelle der wirklichen Lebenspraxis die Routine zu setzen; Routine, was ja Mechanisierung des Lebens ist.

Impfungen als Verjüngungsmittel

Mit den Alterserscheinungen beschäftigt man sich ja schon sehr, sehr lange, und außerordentlich interessante Ansichten hat über die Alterserscheinungen der Pariser Arzt und Naturforscher Metschnikow schon vor langer Zeit veröffentlicht, lange bevor die Steinach'schen Theorien bekannt geworden sind. Metschnikow ist dazumal davon ausgegangen, dass der menschliche Körper sich fortwährend vergiftet. Namentlich ist er sehr davon ausgegangen, dass durch den Verdauungsprozess in dem Darm fortwährend Gifte angesammelt werden, namentlich giftige mikroskopisch kleine Tiere, Pflanzen, und dass der Mensch eigentlich unter dem Einfluss dieser Gifte alt wird.

Nun, Steinach ist darauf gekommen, dass man diesem Altwerden, das heißt, diesem innerlichen Vergiftungsprozess, der ganz natürlich ist beim Menschen, auch entgegenarbeiten kann. Er hat seine Versuche vorzugsweise mit Ratten angestellt. [...]

Diese Versuche hat in den zehn Jahren der Steinach sehr gut fortgesetzt, und man kann heute schon sagen, dass dasjenige, was sich an Ratten gezeigt hat, in gewissem

Sinne sogar an Menschen nachgeprüft werden konnte. Man hat die Sache auch an Menschen ausgeführt und konnte entweder damit Wirkungen erzielen oder dadurch, dass man direkt von einem jüngeren Menschen Pubertätsdrüsensekret in die Pubertätsdrüsen einführte. Man kann es auch durch Einimpfen hineinbringen, oder man kann die Hoden impfen, dass man also Hodensaft von einem jüngeren Tier in die Hoden des Menschen einführt – kurz, auf die verschiedenste Weise hat man versucht, dieses Hormon in den Körper zurückzubringen.

Und in der Tat, die Wirkungen, die sich dabei bei Menschen gezeigt haben, werden ja natürlich immer ein bisschen übertrieben, aber wegzuleugnen sind sie schon durchaus nicht. Es ist so, dass tatsächlich die Versuche nicht bloß mit Ratten gemacht worden sind, sondern auch mit alten, mit schlapp gewordenen Menschen, die wiederum einen Teil ihrer Jugend dadurch zurückgekriegt haben.

Lange wird ja die Geschichte selbstverständlich nicht dauern, denn der menschliche Körper hat ja doch nur ein begrenztes Alter. Es ist auch durchaus heute noch nicht ausgemacht, ob man dadurch etwa die Lebensdauer verlängert. Man kann die Jugend etwas zurückgeben, aber nicht die Lebensdauer verlängern. Aber auch das ist wahrscheinlich, dass man dadurch die Lebensdauer wird verlängern können.

Über die Pockenimpfung

Die Pocken bestehen eigentlich darinnen, dass an der Außenfläche des Körpers oder in der Lunge zu viel geatmet wird, dass dort zu viel Tätigkeit entwickelt wird. Der Mensch wird ganz tätig an der Oberfläche. Dadurch entzündet sich alles, durch diese Tätigkeit.

Und was kann man da unter Umständen machen? Nun ja, die Leute machen ja schon dasjenige, was sie allein machen können. Das ist nämlich, dass sie nun Kuhpockenlymphe einimpfen. Ja, was wird durch die Kuhpockenlymphe eigentlich bewirkt? Wenn ich sie ins Blut einimpfe, so bringe ich sie in das Innere des Körpers hinein, weil das Blut überall herumgeht. Und während sich sonst das Blut an der Außenseite schadlos hält, hat es dann etwas zu tun mit der eingeimpften Lymphe, und dadurch wird dieses Tätigsein an der Oberfläche verhindert. Also die Kuhpockenimpfung hat schon eine gewisse Bedeutung. Es wird das Blut, das an der Leber nicht richtig beschäftigt wird, durch die Lymphe selber beschäftigt. Überhaupt ist das so, dass alle Impfungsmethoden eine ganz gute Bedeutung haben, und Sie haben ja vielleicht gehört, dass ein großer Teil unserer Heilmittel auch auf Einimpfung beruhen, weil man dadurch die Tätigkeit, die an einer falschen Stelle ist, an eine andere Stelle im menschlichen Körper hindirigieren kann.

Den Menschen stärken

Und die Pockenimpfung? Da ist man in einem eigentümlichen Fall. Sehen Sie, wenn man jemand impft und man hat den Betreffenden als Anthroposophen und erzieht ihn anthroposophisch, so schadet es nichts. Es schadet nur denjenigen, die mit vorzugsweise materialistischen Gedanken heranwachsen. Da wird das Impfen zu einer Art ahrimanischer Kraft; der Mensch kann sich nicht mehr erheben aus einem gewissen materialistischen Fühlen. Und das ist doch eigentlich das Bedenkliche an der Pockenimpfung, dass die Menschen geradezu mit einem Phantom durchkleidet werden. Der Mensch hat ein Phantom, das ihn verhindert, die seelischen Entitäten so weit loszukriegen vom physischen Organismus wie im normalen Bewusstsein. Er wird konstitutionell materialistisch, er kann sich nicht mehr erheben zum Geistigen. Das ist das Bedenkliche bei der Impfung. Natürlich handelt es sich darum, dass da die Statistik immer ins Feld geführt wird. Es ist die Frage, ob eben gerade in diesen Dingen auf die Statistik so viel Wert gelegt werden muss. Bei der Pockenimpfung handelt es sich sehr stark um etwas Psychisches. Es ist durchaus nicht ausgeschlossen, dass da der Glaube, dass die Impfung hilft, eine unberechenbar große Rolle spielt. Wenn man diesen Glauben durch etwas anderes ersetzen würde, wenn man naturgemäß erziehen würde die Menschen, sodass sie beeindruckbar wären durch etwas anderes als dadurch, dass man sie impft, etwa dadurch, dass man die Menschen wiederum an den Geist näher heranbrächte, so wäre es durchaus möglich, dass man gegen das unbewusste Hereindringen: Hier ist Pockenepidemie!, durch vollständiges Bewusstsein davon: Hier ist ein Geistiges, wenn auch ein unberechtigtes Geistiges, gegen das ich mich aufrechthalten muss, ebenso gut wirken würde, wie man überhaupt den Menschen stark machen müsste gegen solche Einflüsse.

Prinzip der Tollwutimpfung

Da ist ja ganz besonders interessant die sogenannte Hundswutimpfung. Die Hundswut beruht zwar auf etwas ganz anderem, aber im Grunde genommen ist sie doch dasselbe, was ich Ihnen gerade erklärt habe. Nicht wahr, denken Sie sich, der Mensch wird von einem tollen Hund oder von einem tollen Wolf gebissen. Ja, solch ein tolles Tier hat in seinem Speichel schon wirkliches Gift drinnen. Dieses Gift wird nun in den Menschen hineinfließen beim Biss, und der Mensch ist damit beschäftigt, dieses Gift zu entgiften. Da kann er zu schwach sein dazu, und er kann daran zugrunde gehen. Aber diesem Zugrundegehen liegt eigentlich noch etwas anderes zugrunde. Sie wissen, der Mensch bekommt ja zuerst selber die Hundswut. Er geht nicht nur an dem Wutgift zugrunde, sondern bekommt selber die Hundswut. Worauf beruht das?

Nehmen Sie an, ich werde von einem tollen Hund hier gebissen. Jetzt muss ich meine innere Tätigkeit an die Stelle dahier herlenken, muss sie da herströmen lassen, damit das Gift verbraucht wird. Diese Tätigkeit, die wird empfunden von meinem Rückenmark, und es ist gerade so, wie wenn ich durch irgendetwas einen Schreck kriege. So ist es für mein Rückenmark. Weil ich plötzlich eine so starke Tätigkeit durch den Hundebiss entwickeln muss, erschrickt mein Rückenmark, kriegt, wie man sagt, einen

Schock, und durch dieses Erschrecken werde ich selber krank.

Was muss man eigentlich jetzt tun, damit dieser Schreck aufhört? Sie wissen ja, wenn einer starr vor Schreck wird, so kommt er wieder zu sich, wenn man ihm ordentlich Püffe gibt. Also man muss dem Rückenmark ordentliche Püffe geben. Aber man muss erst ans Rückenmark herankommen. Und man kann ans Rückenmark herankommen, wenn man rasch ein Kaninchen tötet, das Rückenmark vom Kaninchen herausnimmt und bei etwa zwanzig Grad Celsius trocknet. Das Kaninchen muss man aber zuerst selber wütend gemacht haben; man muss ihm Wutgift gegeben haben. Dann nimmt man sein Rückenmark heraus, trocknet es so durch zwanzig Minuten bei zwanzig Grad Celsius. Und dieses getrocknete Rückenmark, das man hat, das impft man nun dem wutkranken Menschen ein.

Nun haben die Stoffe die merkwürdige Art, dass jeder Stoff im Körper an eine bestimmte Stelle hingeht. Und dieses getrocknete Kaninchenrückenmark, das das Wutgift in sich enthält kurze Zeit – es enthält nur etwa fünfzehn Minuten, eine Viertelstunde, das Wutgift in sich, dann ist es verraucht, aber in diesen fünfzehn Minuten, da ist es gut, da impft man es dem Menschen ein. Dann geht es in sein eigenes Rückenmark, und das kriegt einen Gegenschock. Es ist gerade so, wie wenn man den Menschen im Schreck ganz durchrüttelt, und der Mensch fängt nun wiederum an, nicht wütend zu sein, beziehungsweise er kann auch behütet werden dadurch, dass man sein Rückenmark vom Schreck heilt durch das eingeimpfte, vergiftete und ausgetrocknete Kaninchenrückenmark.

Also Sie sehen, man muss den Menschen, wenn er an einer falschen Stelle eine Tätigkeit entwickelt und dadurch krank ist, dadurch heilen, dass man an einer anderen Stelle fast dieselbe Tätigkeit entwickelt. Das sind so die komplizierten Zusammenhänge im menschlichen Organismus.

Serumtherapie gegen Tollwut

Tierische Gifte bewirken, dass der Astralleib in das Ich sich hineinzieht. Und daher hilft beim tierischen Gift nichts anderes, als dass Sie es aus dem Blut wiederum herausbringen, weil das Ich das Höchste ist. Da kann man nicht mehr etwas geben, wodurch es herausgeworfen wird, da muss man es direkt herausbringen. Und daher kann man es nur durch dasjenige, was im Blute selber ist, herausbringen. Wenn man also Wutgift der Hunde in sein Blut hineinbekommen hat oder wenn man Schlangengift in sein Blut hineinbekommen hat, dann muss man irgendein Tier nehmen und muss das Tier mit dem betreffenden Gift impfen. Stirbt das Tier, nun ja, so ist es eben durch das Gift zugrunde gegangen; stirbt es aber nicht, dann kann sein Blut dieses Gift bekämpfen. Wenn man dann den Blutsaft aus diesem Blut nimmt und ihn einem wutkranken Menschen einimpft, so bekommt er Blut in sich, das das Gift bekämpfen kann, und auf diese Weise kann man ihn eventuell heilen. Sodass man da nur das Gift direkt durch das eigene Gegengift, das im Blut entsteht, herausschaffen kann.

Diphtherieimpfung

Die Diphtherie entsteht eben dadurch, dass der Mensch selber tierische Gifte in sich erzeugt. Daher kann die Diphtherie in ähnlicher Weise geheilt werden, indem man Diphtherie einimpft einem Tier, das sie verträgt, und dann den Blutsaft dem Menschen wiederum zurück einimpft. Der bekommt dann in das Blut etwas hinein, was das Diphtheriegift bekämpft.

Gegen Heuschnupfen impfen

Es ist nämlich furchtbar einfach, unser Heilmittel. Es beruht lediglich darauf, dass man den ganzen Wassermenschen wiederum auf seine normale Gestalt zusammenzieht. Dadurch wird er zunächst etwas trübe, und man muss dann darauf schauen, dass hinterher der Mensch nicht dasjenige, was sich aus dem Wasser heraussondert, im Leibe behält. Daher ist es gut, wenn der Mensch, nachdem er geimpft ist mit unserem Heufiebermittel, zum Beispiel etwas schwitzen kann oder sich bewegen kann. Wenn er nachher, gerade nachdem er mit dem Heilmittel geimpft ist, irgendetwas tut, wodurch gar keine richtige Schweißabsonderung zustande kommt, oder wenn er das Heufiebermittel dann bekommt, wenn er besonders an Verstopfung leidet, dann ist es immer etwas schwierig mit der Impfung.

Bei der Impfung gegen Heuschnupfen
kommt es auf den Herstellungsprozess an

Man hat diesen Catarrhus aestivus [Heuschnupfen] zurückgeführt – das brauche ich ja hier nur zu erwähnen – auf gewisse Substanzen, die enthalten sein sollen im Pollenstaub der Gramineen. Das entspricht nur der Neigung unserer Zeit, die Pathologie zurückzuführen eben auf unmittelbar substanziell Äußeres. Wenn man sowohl den menschlichen Organismus geisteswissenschaftlich durchschaut, wie die Vorgänge, die sich abspielen in der Umgebung des Menschen beim Blühen der Gramineen, dann können wir durchaus sagen: Der ganze Naturprozess in der Jahreszeit, wo die Gramineen eben blühen, der spielt sich natürlich nicht bloß um die Gramineen ab, der spielt sich auch um den Menschen ab, der namentlich ausgesetzt ist denselben atmosphärischen Einflüssen, unter denen die Gramineen blühen.

Nun kann beim Menschen, indem er sich, ich möchte sagen, in der Organisation spezialisiert hat gerade nach der Nase, den Augen hin, was dann zum Catarrhus aestivus führt, wenn sich dasjenige, was unter dem Präponderieren des Nerven-Sinnes-Prozesses eben zur exsudativen Diathese geführt hat in der Kindheit, spezialisiert auf den Anfang der Atmungsorgane nach innen, dann eben dieser lästige Katarrh auftreten. Er entsteht dann dadurch, dass der Mensch denjenigen Naturprozessen, denen die Gramineen beim Blühen ausgesetzt sein müssen, nun auch ausgesetzt ist und für diese Naturprozesse besonders empfindlich ist.

Dadurch, dass der Sinnesprozess nicht in genügender Weise durch den Stoffwechselprozess paralysiert ist, dass der Sinnesprozess in der Peripherie präponderierend bleibt, haben wir den Menschen ausgesetzt denselben atmosphärischen Einflüssen, den Einflüssen seiner Umgebung, die gerade günstig sind beim Blühen der Gramineen.

Wenn man diesen Prozess außen durchschaut, wenn man wirklich eingeht auf die Art und Weise dessen, was da geschieht als Naturprozess beim Blühen der Gräser, der Gramineen, dann sagt man sich, wie kommst du dieser Empfindlichkeit, die beim Catarrhus aestivus auftritt, bei? Und nun sucht man durch diese Einsicht, die man da gewonnen hat, danach, diesen Prozess, den man bei den Gramineen so hat, dass er sich ganz nach außen auch abspielt, ganz peripherisch, ich möchte sagen, in die Luft hinein sich abspielt, zu paralysieren – denn er ist dann auch im Menschen vorhanden, wenn der Mensch eben den Catarrhus aestivus hat – dadurch, dass man den Fruktifikationsprozess, das Eilen zum Fruktifikationsprozess, der bei den Gramineen in vollständiger Nacktheit, möchte ich sagen, nach der Atmosphäre hinausschaut, da aufsucht, wo er auftritt, nicht peripherisch nach außen gerichtet, sondern zentral nach innen geschoben. Als solchen findet man ihn, wenn man Früchte nimmt, die von lederartigen Schalen umgeben sind und bei denen sich in irgendwelchen Stoffen der Fruktifikationsprozess nun zentral nach innen abspielt, zentripetal sich abspielt.

Und formt man so im Laboratorium den entgegengesetzten Prozess vom Fruktifikationsprozess bei den Gramineen, formt man ihn zum Heilmittel und versucht man namentlich dieses Heilmittel dadurch zur Wirksamkeit zu bringen, dass man es durch Impfung, Vakzination anwendet, also unmittelbar in den Organismus einführt durch Impfung, dann kann man tatsächlich dieser Überempfindlichkeit gegen dieselben atmosphärischen Einflüsse, die bei den Gramineen günstig sind, beim Menschen aber einen Krankheitsprozess erregen, entgegenwirken. Wir haben tatsächlich bei diesem Heilmittel, das bei uns als «Gencydo» gemacht wird und in der weitaus größten Zahl der Fälle sich als außerordentlich wirksam erwiesen hat beim Catarrhus aestivus, gerade sehen können, wie es möglich ist, durch entsprechende Formungen von Prozessen, die uns ja eigentlich die Natur vormacht, zu Heilmitteln zu kommen. Wir müssen nur wissen, in welchem Falle wir dem Naturprozess entgegenarbeiten müssen. Das ist zum Beispiel der Fall, wenn gerade die Sinnes-Nerven-Tätigkeit präponderiert, und wir werden später sehen, wann wir mit dem Naturprozess gehen müssen. Man muss nur wissen, wie man in jedem Fall vorgehen muss. Sodass wir also nicht nur dasjenige benutzen, was laboratoriumsmäßig chemisch entweder im Sinne der Naturprozesse oder entgegen der Naturprozesse geschehen muss, was wir als Heilfaktoren und eben nicht nur als Substanzen haben, sondern vor allen Dingen auf die Zubereitungsweise achten, indem wir auf dasjenige schauen, was wiederum in der äußeren Natur den Prozess als solchen herbeiführt, das Dynamische am Prozess ausmacht. Dieses Dynamische versuchen wir zu imitieren in technischer Weise, um dadurch gerade die Heilfaktoren aus der Natur herauszuziehen.

Impfungen gegen Rheuma

Sie können ganz gut sagen: Ich mache ein Präparat, ein Heilmittel. In das tue ich Wespengift oder auch Bienengift hinein – solch ein Heilmittel haben wir sogar –, vermische es mit irgendwelchen Bindemitteln, mit gelatineartigen oder anderen Bindemitteln aus Pflanzen heraus, dann wird es in die Ampulle gegeben, und dann wird es eingeimpft, geradeso wie der Bienenstich auch eingeimpft wird. Nur ist die Reaktion beim Bienenstich eine furchtbar viel größere. Und man kann dieses Heilmittel fabrizieren und kann sagen: ein Heilmittel gegen Rheumatismus.

QUELLENVERZEICHNIS

Erwähnte und zitierte Bände der Rudolf Steiner Gesamtausgabe (GA), Rudolf Steiner Verlag, Basel (in Klammern aktuelle Auflage):

Band

53 *Ursprung und Ziel des Menschen* (1981)

57 *Wo und wie findet man den Geist?* (1984)

73a *Fachwissenschaften und Anthroposophie* (2005)

75 *Das Verhältnis der Anthroposophie zur Naturwissenschaft. Grundlagen und Methoden* (2010)

98 *Natur- und Geistwesen – ihr Wirken in unserer sichtbaren Welt* (1996)

99 *Die Theosophie des Rosenkreuzers* (1985)

107 *Geisteswissenschaftliche Menschenkunde* (2011)

120 *Die Offenbarungen des Karma* (1992)

127 *Die Mission der neuen Geistesoffenbarung* (1989)

143 *Erfahrungen des Übersinnlichen. Die drei Wege der Seele zu Christus* (1994)

144 *Die Mysterien des Morgenlandes und des Christentums* (2015)

154 *Wie erwirbt man sich Verständnis für die geistige Welt?* (1985)

155 *Christus und die menschliche Seele* (1994)

177 *Die spirituellen Hintergründe der äußeren Welt. Der Sturz der Geister der Finsternis* (2020)

178 *Individuelle Geistwesen und ihr Wirken in der Seele des Menschen* (2015)

185 *Geschichtliche Symptomatologie* (1982)

205 *Menschenwerden, Weltenseele und Weltengeist. Erster Teil: Der Mensch als leiblich-seelische Wesenheit in seinem Verhältnis zur Welt* (2016)

223 *Der Jahreskreislauf als Atmungsvorgang der Erde und die vier großen Festeszeiten. Die Anthroposophie und das menschliche Gemüt* (1990)

230 *Der Mensch als Zusammenklang des schaffenden, bildenden und gestaltenden Weltenwortes* (1993)

261 *Unsere Toten. Ansprachen, Gedenkworte und Meditationssprüche 1906–1924* (1984)

266/1 *Aus den Inhalten der esoterischen Stunden. Gedächtnisaufzeichnungen von Teilnehmern. Band I: 1904–1909* (2007)

266/2 *Aus den Inhalten der esoterischen Stunden. Gedächtnisaufzeichnungen von Teilnehmern. Band II: 1910–1912* (2001)

312 *Geisteswissenschaft und Medizin* (2020)

314 *Physiologisch-Therapeutisches auf Grundlage der Geisteswissenschaft. Zur Therapie und Hygiene* (2010)

316 *Meditative Betrachtungen und Anleitungen zur Vertiefung der Heilkunst* (2009)

319 *Anthroposophische Menschenerkenntnis und Medizin* (1994)

334 *Vom Einheitsstaat zum dreigliedrigen sozialen Organismus* (1983)

347 *Die Erkenntnis des Menschenwesens nach Leib, Seele und Geist. Über frühe Erdzustände* (1995)

348 *Über Gesundheit und Krankheit. Grundlagen einer geisteswissenschaftlichen Sinneslehre* (1997)

350 *Rhythmen im Kosmos und im Menschenwesen. Wie kommt man zum Schauen der geistigen Welt?* (1991)

NACHWEISE UND ANMERKUNGEN

Seite

MOTTO

7 *Es kann von einem:* Vortrag, Berlin, 14. Januar 1909, GA 57, S. 194f.

VORWORT DES HERAUSGEBERS

9 *hat sich Rudolf Steiner selbst impfen lassen:* So berichtet Hedda Hummel 1930 in ihren für Elisabeth Vreede verfassten Erinnerungen an Erlebnisse mit Rudolf Steiner (Abschrift von Werner Teichert im Rudolf Steiner Archiv, Dornach; publiziert in: Wolfgang G. Vögele [Hrsg.]: «Sie Mensch von einem Menschen!» Rudolf Steiner in Anekdoten, Basel 2012, S. 43).

10 *So werden die Seelen leidender:* Vortrag, Hamburg, 26. Mai 1910, GA 120, S. 175.

führte Steiner an einer anderen Stelle dieser Vortragsreihe aus: Vortrag, Hamburg, 25. Mai 1910, GA 120, S. 169f.

MILIEU UND KRANKHEITSERREGER

15 *Es ist schon wirklich eigentlich schrecklich:* Vortrag, Dornach, 24. März 1920, GA 312, S. 79f.

Die Logik, die hier: Vortrag, Dornach, 24. März 1920, GA 312, S. 80.

16 *Es ist in der neueren Zeit:* Vortrag, Dornach, 7. April 1920, GA 312, S. 319f.

17 *Aber in diesem Hintendieren:* Vortrag, Dornach, 9. April 1920, GA 312, S. 369f.

18 *Derjenige, welcher genötigt ist:* Fragenbeantwortung zum Vortrag, Dornach, 7. April 1920, GA 73a, S. 207.

Fortwährend ist in uns: Vortrag, Dornach, 23. Dezember 1922, GA 348, S. 141.

20 *Es soll gar nichts hier:* Vortrag Penmaenmawr, 28. August 1923, GA 319, S. 24.

20 *Ich spreche wirklich nicht:* Fragenbeantwortung zum Vortrag, Dornach, 7. April 1920, GA 314, S. 288f.
21 *Es wird zum Beispiel häufig gesagt:* Vortrag, Hamburg, 18. Mai 1910, GA 120, S. 57f.
23 *Nun, Ansteckung ist deshalb:* Vortrag, Dornach, 22. März 1920, GA 312, S. 43f.

MODERNER ABERGLAUBE

25 *Für den, der mit Erfahrungen:* Vortrag, Hamburg, 20. Mai 1910, GA 120, S. 105f.
Wenn die Leute so furchtbar spotten: Vortrag, Mannheim, 5. Januar 1911, GA 127, S. 22.
26 *Ich möchte weder:* Vortrag, Dornach, 7. April 1920, GA 73a, S. 166.
Nun ja, es ist erst noch: Vortrag, Dornach, 8. Januar 1924, GA 316, S. 118.
In unserer Zeit gibt es bekanntlich: Vortrag, Basel, 5. Mai 1914, GA 154, S. 46
27 *Mammon, der Geist der Hindernisse:* Esoterische Stunde, Berlin, 18. Oktober 1907, GA 266/1, S. 255.
Die eine Frage: Vortrag, Dornach, 2. Januar 1924, GA 314, S. 233.
28 *Nun, solche Stoffe sind:* Ebd., S. 234.
Wenn der Hund eine Wunde hat: GA 347, S. 140.

MATERIALISMUS MACHT KRANK

29 *Nun handelt es sich:* Vortrag, Basel, 5. Mai 1914, GA 154, S. 46–48.
30 *Man kann, wenn man Bazillen:* Vortrag, Kassel, 9. Mai 1914, GA 261, S. 15.
Da gab es zum Beispiel: Vortrag, Dornach, 14. Oktober 1917, GA 177, S. 162.
31 *Die Gefahr ist vorhanden:* Vortrag, Dornach, 14. Oktober 1917, GA 177, S. 164.
Die moderne Zivilisation: Vortrag, Dornach, 11. November 1923, GA 230, S. 209f.

32 *Die Erde wird längst:* Vortrag, Dornach, 14. Oktober 1917, GA 177, S. 166f.

33 *November 1879 ist auf dem Astralplan:* Esoterische Stunde, Berlin, 18. Oktober 1907, GA 266/I, S. 257f.

Dem Erzengel Michael: Esoterische Stunde, Stuttgart, 9. August 1908, GA 266/I, S. 414.

34 *Wenn die Welt einmal:* Vortrag, Basel, 6. Januar 1920, GA 334, S. 43.

FEIGHEIT, LÜGEN UND ANDERE SCHEUSSLICHKEITEN

35 *Alles, was der Mensch:* Vortrag, Wien, 28. September 1923, GA 223, S. 115f.

Die Folge von Lüge und Heuchelei: Vortrag, München, 14. Juni 1908, GA 98, S. 239f.

37 *Der einzelne Mensch:* Vortrag, München, 30. Mai 1907, GA 99, S. 71f.

Nur wer in die Geisteswissenschaft: Vortrag, Berlin, 16. November 1908, GA 107, S. 136.

TIERLEID WIRD MENSCHENLEID

39 *Da zeigt uns das okkulte Studium:* Vortrag, Stockholm, 17. April 1912, GA 143, S. 140f.

40 *Enthaltsamkeit vom Fleisch:* Esoterische Stunde, Köln, 9. Mai 1912, GA 266/II, S. 374.

HINTERGRÜNDE DER SEUCHEN

41 *Gewiss, die äußeren Tatsachen:* Vortrag, Dornach, 20. Oktober 1918, GA 185, S. 79f.

42 *Da sehen wir:* Vortrag, Berlin, 4. Februar 1913, GA 144, S. 32f.

43 *Es war also ganz Europa:* Vortrag, Norrköping, 29. Mai 1912, GA 155, S. 94.

Bei dieser Sache: Besprechung mit praktizierenden Ärzten, Dornach, 22. April 1924, GA 314, S. 320f.

45 *Wenn Sie also:* Vortrag, Dornach, 8. Januar 1924, GA 316, S. 115f.

46 *Die finsteren Kräfte:* Esoterische Stunde, München, 5. Dezember 1907, GA 266/I, S. 283.

IMPFUNG ALS PRINZIP

49 *Die Ärzte der Hindus:* Vortrag, Berlin, 25. Mai 1905, GA 53, S. 470f.

Der Mann, von dem Sie: Vortrag, Dornach, 12. Dezember 1923, GA 351, S. 220f.

50 *Selbstverständlich darf man ja:* Disputationsabend, Zürich, 4. Juni 1921, GA 75, S. 188f.

Auf der anderen Seite ist: Ebd., S. 189

51 *Wenn man das Krankheitswesen:* Ebd., S. 189–191.

Es kann der Mensch: Vortrag, Hamburg, 25. Mai 1910, GA 120, S. 169f.

53 *Und wenn die Impfung:* Disputationsabend, Zürich, 4. Juni 1921, GA 75, S. 191.

Wenn die Verhältnisse: Besprechung mit praktizierenden Ärzten, Dornach, 22. April 1924, GA 314, S. 322

54 *Wenn wir den Menschen:* Vortrag, Dornach, 27. Dezember 1922, GA 348, S. 173.

Dasjenige, was vom Menschen: Vortrag, London, 29. August 1924, GA 319, S. 228f.

55 *Ebenso wie die Erkenntnis:* Vortrag, Penmaenmawr, 28. August 1923, GA 319, S. 27.

56 *Die Wirkung ist von fundamentalem Unterschied:* Vortrag, London, 2. September 1923, GA 319, 51f.

Antimon: Notizzettel Rudolf Steiners, NZ 1232, Rudolf Steiner Archiv, Dornach; abgedruckt in *Beiträge zur Rudolf Steiner Gesamtausgabe* Nr. 20, 1967, S. 20.

IMPFUNGEN GEGEN DIES UND DAS

57 *Sehen Sie, eine der giftigsten Pflanzen:* GA 350, S. 47f.

58 *Das materialistische Zeitalter:* Vortrag, Zürich, 6. November 1917, GA 178, S. 89f.

58 *Es wird in der Zukunft Verhältnisse geben:* Vortrag, Dornach, 7. Oktober 1917, GA 177, S. 96f.

dass Ricarda Huch solche Sehnsucht nach dem Teufel empfindet: Bereits am Vortag dieser Äußerung, im Vortrag vom 6. Oktober 1917, ist Rudolf Steiner auf Ricarda Huchs Buch *Luthers Glaube. Briefe an einen Freund* (Leipzig 1917) eingegangen und darauf, dass sie es als Notwendigkeit für die gegenwärtige Menschheit ansehe, den Teufel kennenzulernen (GA 177, S. 76f.).

60 *Ich habe Sie darauf hingewiesen:* Vortrag, Dornach, 27. Oktober 1917, GA 177, S. 236–238.

62 *Denn derjenige, der die Dinge:* Vortrag, Dornach, 3. Juli 1921, GA 205, S. 130–132.

64 *Mit den Alterserscheinungen:* Vortrag, Dornach, 2. Dezember 1922, GA 348, S. 80f., 85.

Pariser Arzt und Naturforscher Metschnikow: Ilja Iljitsch Metschnikow, 1845–1916, russischer Zoologe und Bakteriologe. Erhielt 1908 mit Paul Ehrlich für seine Untersuchungen über Immunität den Nobelpreis für Medizin. Seine Ansichten über die Alterserscheinungen hat er niedergelegt in den beiden Werken *Studien über die Natur des Menschen* (dt. 1904) und *Beiträge zu einer optimistischen Weltauffassung* (dt. 1908).

65 *Die Pocken bestehen eigentlich:* Vortrag, Dornach, 27. Januar 1923, GA 348, S. 286f.

66 *Und die Pockenimpfung:* Vortrag, Dornach, 22. April 1924, GA 314, S. 321.

67 *Da ist ja ganz besonders interessant:* Vortrag, Dornach, 27. Januar 1923, GA 348, S. 287f.

69 *Tierische Gifte bewirken:* Dornach, 19. Januar 1924, GA 352, S. 43.

Die Diphtherie entsteht eben dadurch: Ebd.

Es ist nämlich furchtbar einfach: Vortrag, Dornach, 27. Dezember 1922, GA 348, S. 169.

70 *Man hat diesen Catarrhus aestivus:* Vortrag, London, 2. September 1923, GA 319, S. 43–45.

72 *Sie können ganz gut sagen:* Dornach, 12. Dezember 1923, GA 351, 218.